I0840773

TRATAMIENTO NATURAL DE LA OBESIDAD Y LA CELULITIS

Autor: Adolfo Pérez Agustí

TRATAMIENTO NATURAL DE LA OBESIDAD Y LA CELULITIS

edicionesmasters@gmail.com

Casi con la misma rapidez que sumamos años a nuestras vidas, los kilos indeseables se pegan a nuestro cuerpo, como si una maldición ancestral nos obligara a estar gordos. Ese sobrepeso nos hace sentirnos pesados, torpes, y hasta dificulta la circulación venosa, mientras que los médicos nos alertan contra nuevas enfermedades relacionadas: hipertensión, cardiopatías, diabetes, artrosis y unas cuantas más. Sin embargo -y he aquí la incongruencia de la filosofía humana-, no es la salud el factor que más preocupa al obeso (aunque la mayoría asegure que sí), sino la estética, la belleza, esos conceptos tan poco definidos que nos obliga a tomar referencias entre los famosos. Ellos son nuestros nuevos dioses, la imagen que nos indica las proporciones que debe tener nuestro cuerpo si queremos que alguien nos considere bello o, al menos, agraciado. Algunas diosas modernas, como ocurre con las modelos de pasarela, son tan delgadas que la mayoría nos parecen enfermas, y con una fragilidad que hace dudar que sean capaces del menor esfuerzo sin romperse en mil pedazos.

Tan arraigada está la consecución de la belleza en el ser humano, que en la sociedad de consumo el gasto más importante, después de la alimentación y la vivienda, es el destinado a la estética corporal, en donde incluimos la vestimenta, los cosméticos, perfumes, la peluquería, gimnasios, alimentos de régimen y complementos naturales, visitas a clínicas especializadas y al masajista estético, manicuras, joyas y libros dedicados a mejorar nuestra imagen. Incluso aquellas personas que manifiestan su oposición a caer en ese mundo donde la banalidad está por encima de la espiritualidad, no dejan de preocuparse cuando sus "michelines" asoman provocativos tras esa ropa que justo un año antes les sentaba perfectamente; o cuando tenemos que pasar esa prueba estival que supone mostrarnos en bañador delante de un público heterogéneo.

No obstante, es frecuente encontrarnos con personas obesas que manifiestan sentirse felices con sus kilos de más y que no tienen mayores problemas de salud y de bienestar que el resto de la población. Para ellos la felicidad estriba en el mundo y las personas que les rodean, y no consideran necesario bajar de peso drásticamente para alcanzar una estética que, probablemente, no les proporcionará ni un gramo más de alegría. Es más, los múltiples sacrificios y privaciones que deberían soportar, quizá ya de por vida, para mantenerse dentro del peso ideal, no serían justificables por un motivo puramente estético.

Paradójicamente, son las personas delgadas a quienes cualquier kilo extra les supone un trauma, un disgusto, enfrentándose desde ese momento a una lucha sin cuartel contra los alimentos, su apetito, y su deseo de mantenerse delgados. Desde el mismo día en que la gélida balanza les demuestra que han ganado peso, su vida se transforma y lo que hasta entonces consideraban un placer (la buena comida) pasa a ser un odiado seductor, y cualquier debilidad con los alimentos sabrosos supone un reproche a sí mismos.

El resto de la sociedad, por su parte, tampoco tiene piedad con los obesos (y eso que está inmersa en el mismo problema) y dedica mil y un chistes a los gordos, bombardeándoles con anuncios múltiples para que se mantengan sin esfuerzo en su peso correcto y les propone medicamentos, plantas medicinales, dietas, ejercicios y artilugios diversos para ayudarles a bajar de peso. Detrás de ello existe, por supuesto, un negocio montado que mueve más millones de pesetas al año que el que se invierte en mantener la salud. Y es que primero nos presentan los múltiples alimentos que podemos paladear, de sabor y color increíbles, para después, cuando nos han convencido para que los comamos, nos exijan que bajemos de peso y nos controlemos.

Por eso este libro no es un libro de dietas (aunque las contiene), ni contiene mil consejos para adelgazar, sino una orientación para comer bien y mediante ello mantenernos en el peso correcto que nos corresponda, y en el cual nos sintamos física y emocionalmente bien. No es un canto a la delgadez ni a la estética, sino a la fortaleza, la salud y la plenitud física.

Capítulo 1

NOCIONES SOBRE NUTRICIÓN

Calorías

La energía que contienen los alimentos se mide en términos de *calorías*, esto es, la cantidad de energía necesaria para elevar la temperatura de un gramo de agua en un grado centígrado. Esta medida, que es utilizada comúnmente para considerar el contenido energético del alimento, es realmente una kilocaloría o 1.000 calorías reales.

El cuerpo utiliza los diferentes alimentos para producir cantidades distintas de energía; valga como referencia un trozo de chocolate, el cual contiene muchas más calorías que un trozo de lechuga de tamaño similar. Sin embargo, ya que las calorías son una medida de energía, pudiera pensarse que no existen diferentes "tipos" de calorías, como afirman algunos libros sobre dietas, , pero esto no es así, ya que hay que diferenciar su procedencia y metabolismo. Por ejemplo, aunque un gramo de grasa proporciona las mismas calorías (9) que dos gramos de proteínas, la energía utilizada es de un 30% si se ingieren sólo proteínas, y de un 14% si se ingieren sólo grasas.

Medio kilo de grasa contiene aproximadamente 3.500 calorías, es decir, que para perder medio kilo de peso por semana una persona debe consumir aproximadamente 3.500 calorías semanales menos. Esto se logra reduciendo 500 calorías de la ingestión diaria de alimentos (500 x 7 días ocasiona un déficit de 3.500 calorías por semana). De igual manera, para perder 1 kilo por semana, el déficit diario debe ser de 1.000 calorías.

Con la actividad física combinada con una reducción en la ingestión diaria, se puede conseguir un déficit de 500 a 1.000 calorías; por lo tanto, no es necesario que la persona se prive por completo de los alimentos.

En mujeres, el consumo mínimo recomendado son 1.200 calorías, a menos que estén bajo supervisión médica en un régimen calórico muy bajo que puede tener una ingestión diaria de 500 a 800 calorías. En hombres, el nivel más bajo recomendado es 1.500 calorías diarias y se puede emplear una dieta muy baja en calorías, en caso de estar bajo supervisión médica. No obstante, incluso bajo un control exhaustivo, bajar de 1.800 calorías/día constituye un riesgo muy alto para la salud.

La energía alimentaria

El cuerpo descompone las moléculas de los alimentos para liberar la energía almacenada dentro de los mismos, energía que será usada para las funciones vitales del cerebro, corazón y sistema nervioso, así como para el movimiento, el crecimiento, y cualquier actividad metabólica. En este sentido, y aunque las grasas acumuladas pueden proporcionar un buen rendimiento calórico en situaciones límite, no es fácil disponer de esas reservas.

La necesidad energética diaria de una persona está condicionada por su Gasto Energético Total, el cual depende de la suma de su metabolismo basal, el efecto termogénico de los alimentos, el trabajo muscular y el factor de injuria; entendiéndose este último como la energía adicional utilizada por el organismo para tratar enfermedades o problemas.

Metabolismo

El *metabolismo* es el uso de la energía generada por un conjunto de reacciones químicas que tienen lugar dentro de las células de los organismos vivos. Para ello, las células poseen una serie de enzimas o catalizadores específicos que se encargan de activar, controlar y terminar todas estas reacciones, cada una de las cuales está a su vez coordinada con muchas otras que se producen en todo el organismo.

Una vez que se ha efectuado la descomposición del alimento para uso como energía, y puesto que el aumento de actividad provoca aumento en el metabolismo, el cuerpo requiere mayor combustible. Del mismo modo, con la disminución de actividad el cuerpo puede continuar almacenando energía en células grasas, preferentemente en el tejido adiposo, aunque también lo hará en el sistema circulatorio.

Desequilibrio entre calorías ingeridas y consumidas

▪ Una dieta inapropiada (rica en grasas animales) suele llevar a un aumento de peso.

▪ Un concepto incorrecto de la belleza corporal puede llevar a la anorexia nerviosa o a la bulimia.

▪ Las dietas excesivamente bajas en calorías se consideran peligrosas y no producen pérdida de peso saludable ni sostenidas.

▪ El método más aconsejable para reducir peso es aquel que incluye una dieta moderada en calorías de origen animal (mamíferos) y algo de ejercicio diario.

▪ Los niños, adultos jóvenes y embarazadas no deben limitar el consumo de calorías por debajo de las necesidades diarias recomendadas (2.200-3.000), porque necesitan cierta cantidad de calorías para favorecer su crecimiento y desarrollo.

Recomendaciones para limitar las calorías:

▪ No se debe comer carne más de una vez al día. Se recomienda comer pescado y pollo, en lugar de carnes de cerdo y cordero, porque engordan menos.

▪ Si cocinamos exclusivamente con aceites vegetales no hay que suprimirlos de la dieta, pues nos ayudarán a diluir las grasas saturadas de los alimentos. Si se fríen, hay que utilizar aceites que contengan ácidos grasos poliinsaturados, como el aceite de maíz.

▪ Se debe reducir el consumo de sal refinada, cambiándola por sal marina rica en oligoelementos.

▪ Se debe incluir un consumo adecuado de fibra en la dieta, la cual se encuentra en las hortalizas de hoja verde, en las frutas, las judías, el salvado, las nueces, los tubérculos y en los alimentos integrales.

▪ No se deben consumir más de cuatro huevos por semana, pues aunque son una fuente rica en proteína y baja en grasas saturadas, contienen mucho colesterol.

▪ La leche también contiene grasas saturadas en la nata, aunque las descremadas tampoco son aconsejables por tratarse de un alimento desnaturalizado y desequilibrado.

▪ Se debe seleccionar fruta fresca para el postre, en lugar de galletas, tortas o pudines.

▪ En resumen: no se debe pasar hambre, sino cambiar el tipo de dieta.

Sobrepeso

Sobrepeso u obesidad son términos empleados para describir el exceso de peso corporal. El sobrepeso se refiere a un peso 10% superior al peso corporal deseable según la estatura y la complexión, y la obesidad se refiere a estar 20% por encima del ideal. A mayor exceso, hay un riesgo más significativo para la salud.

	HOMBRE		**MUJER**	
Altura	Deseable	Sobrepeso	Deseable	Sobrepeso
147			**42-55**	**59**
150			**43-56**	**60**
152			**45-58**	**63**
155	**48-61**	**65**	**46-59**	**64**
157	**49-62**	**67**	**47-61**	**66**
160	**50-64**	**69**	**49-63**	**68**
162	**52-66**	**71**	**50-65**	**69**
165	**53-68**	**73**	**52-66**	**71**
167	**55-70**	**76**	**54-68**	**73**
170	**57-72**	**78**	**55-70**	**76**

172	59-74	80	57-72	78
175	60-76	82	59-75	81
178	62-78	84	61-77	83
180	64-80	86		
183	66-83	90		
185	68-85	92		
188	70-87	94		
190	71-90	97		

El dietista posee cuadros y tablas que se utilizan para determinar cuál debe ser el peso medio de la persona, el cual cambia de acuerdo con el sexo, estatura, edad y estructura ósea. Otra información más útil y simple es el Índice de Masa Corporal (Body Mass Index-BMI), que se calcula dividiendo el peso (en kilogramos) por el cuadrado de la altura (en metros).

Otra información importante es el porcentaje de grasa corporal que puede ser determinado por un nutricionista o por un fisiólogo. Mediante el uso de un instrumento denominado calibre se mide el grosor de un pliegue cutáneo (por ejemplo, en la parte posterior del brazo) para estimar la grasa corporal total. Las mujeres adultas de peso normal pueden tener un 20 a 30% de grasa corporal, mientras que en los hombres adultos el promedio está entre el 10 y el 20%. Generalmente los atletas tienen menos y las mujeres embarazadas más.

Pérdida de peso

La pérdida de peso **involuntaria** puede ser síntoma de varios trastornos médicos o psíquicos o, sencillamente, porque la persona no se ha percatado del aumento de su actividad física o de la disminución en su consumo de alimentos. Igualmente, hay numerosos medicamentos que pueden ocasionar ganancias o pérdidas de peso significativas.
La pérdida de peso **intencional** es un esfuerzo deliberado por perder peso. Sin embargo, lo que debería suponer solamente un sencillo cambio en las costumbres alimentarias, con el tiempo se convierte en una obsesión, donde la báscula es el mayor enemigo, incluso más que el espejo o la ropa.

Bulimia

La **Bulimia** es un desorden alimenticio causado por una preocupación excesiva por el peso corporal y el aspecto físico. Caracterizada por episodios repetidos de ingesta excesiva, incluso nocturnos, seguidos de provocación del vómito, la persona afectada suele incluir como medidas drásticas el uso de laxantes, dietas exageradas y/o abuso del ejercicio para controlar el peso.
A veces el comportamiento bulímico se observa en los enfermos de anorexia nerviosa o en personas que llevan a cabo dietas exageradas, , pero la bulimia por sí misma no produce pérdidas importantes de peso. Lo que sí produce a veces, debido a los vómitos provocados, son problemas gastrointestinales y pérdidas importantes de potasio, así como lesiones en los dientes debido a la acidez de los vómitos. La bulimia aparece sobre todo en adolescentes, en especial en las mujeres, debido a diferentes mecanismos psicológicos, básicamente por la excesiva

valoración de la belleza. Pasada la adolescencia, serán los problemas sentimentales los que justifiquen la enfermedad.

Anorexia nerviosa

Con bastante desacierto, hoy en día se denomina como anoréxica a una chica delgada, incluso aunque la ingesta de alimentos sea correcta. La anorexia es simplemente la pérdida del apetito, no considerándose como tal a la postura rebelde a ingerir alimentos, incluso cuando el hambre se hace acuciante. Por tanto, habrá que definir como anoréxica (de origen nervioso), a aquella persona que, por una valoración errónea de la delgadez como sinónimo de belleza, decide voluntariamente dejar de comer lo suficiente.
Con el paso de los días, la pérdida del apetito que en inicio era voluntaria se convierte en hábito y al igual que las personas en huelga de hambre, dejan de sentir el dolor gástrico que acompaña a la desnutrición. Cuando esto ocurre, la salud se quebranta y la inanición puede llevar al fallecimiento del afectado.

Enfermedades relacionadas con el exceso de peso

Las ciencias dicen que avanzan que es una barbaridad, , pero aunque se anuncian muchos medicamentos y soluciones quirúrgicas para ayudar a las personas a bajar de peso, el único método comprobado a largo plazo y seguro es quemar más calorías de las que se ingieren. Ciertamente los resultados no suelen ser inmediatos si pretendemos conservar la salud (e incluso mejorarla), , pero con el tiempo las personas terminan aprendiendo que comer alimentos más saludables e incrementar el gasto de energía, es la más barata y eficaz de las soluciones. A menudo también se utilizan técnicas de modificación del comportamiento, como consumir porciones más pequeñas para ayudar a controlar los hábitos alimenticios, demostrándose que no existe una solución o dieta idónea para todos.

El sobrepeso y la obesidad están relacionados con:

▪ Enfermedades cardiacas.
Estas enfermedades son la principal causa de mortandad de mujeres y hombres en los Estados Unidos; básicamente el infarto de miocardio, la insuficiencia cardiaca y la angina de pecho.
▪ Derrame cerebral.
En algunas ocasiones un derrame cerebral se conoce también como apoplejía o "ataque cerebral." Casi todos los derrames cerebrales son causados por un coágulo de sangre que obstruye una arteria que lleva sangre al cerebro.
▪ Diabetes.
Las personas con sobrepeso tienen el doble de probabilidades de desarrollar diabetes de tipo 2 que las personas sin sobrepeso. La diabetes de tipo 2 (no insulinodependiente) disminuye la capacidad del organismo para controlar el azúcar en la sangre, y es una de las principales causas de muerte temprana, enfermedades cardiacas, enfermedades renales (de los riñones), derrame cerebral y ceguera. Si tiene diabetes de tipo 2, perder peso y ser más activa físicamente puede ayudar a controlar sus niveles de azúcar en la sangre. También es posible que pueda controlarla mediante plantas medicinales como Travalera y Copalchi, o con Jalea Real y Ginseng.
▪ Cáncer de vesícula, seno, útero, cerviz y ovarios (en el caso de las mujeres).

Los varones con sobrepeso tienen más riesgo de desarrollar cáncer de colon, recto y próstata.

- Enfermedades de la vesícula o cálculos biliares.

El riesgo de sufrir estas enfermedades se incrementa a medida que aumenta el peso, pero la pérdida de peso por sí misma, en particular la pérdida rápida de peso o de grandes cantidades de peso, en realidad puede aumentar las probabilidades de desarrollar cálculos biliares. Perder peso de forma moderada y lenta, aproximadamente 1 kilo cada diez días, hace menos probable que cause cálculos biliares.

- Osteoartritis (desgaste de las articulaciones).

Se trata de un trastorno común de las articulaciones que afecta con mayor frecuencia las articulaciones de las rodillas, cadera y parte baja de la espalda. El peso adicional añade más presión a estas articulaciones y desgasta los cartílagos (el tejido que envuelve las articulaciones) que normalmente las protegen. La pérdida de peso puede aliviar los síntomas de la osteoartritis.

- Gota (dolor en las articulaciones ocasionado por un exceso de ácido úrico).

Es una enfermedad de las articulaciones causada por altos niveles de ácido úrico en la sangre, siendo más común en personas con sobrepeso y grandes comedores de alimentos proteicos. Paradójicamente, algunas dietas pueden provocar un ataque de gota en personas que tienen altos niveles de ácido úrico o que tuvieron gota en el pasado, esencialmente porque se aumenta el consumo de proteínas de bajo nivel calórico.

- Problemas respiratorios, incluyendo apnea del sueño (respiración entrecortada mientras duerme).

La apnea del sueño es una anomalía grave que puede ocasionar que una persona deje de respirar durante cortos períodos mientras duerme. Los ronquidos intensos y la somnolencia durante el día, además de la insuficiencia cardiaca, suelen ser habituales. El riesgo de tener apnea del sueño aumenta con el sobrepeso, pero la pérdida de peso normalmente mejora este padecimiento.

• Colesterol elevado en la sangre.

Los niveles elevados de colesterol total, el colesterol "malo" o LDL y de los triglicéridos (en realidad moléculas de glicerina), pueden provocar una enfermedad cardiaca. La obesidad también se relaciona con los niveles reducidos de "colesterol bueno" o HDL, aunque la pérdida de peso puede mejorar sus niveles de colesterol.

• Hipertensión sanguínea (alta presión arterial).

Es uno de los principales factores de riesgo de las enfermedades cardiacas y el derrame cerebral. Los adultos obesos tienen el doble de probabilidades de desarrollar hipertensión sanguínea que los adultos con un peso saludable, pero la pérdida de peso puede reducir su presión arterial.

• Complicaciones del embarazo.

La obesidad incrementa los riesgos de hipertensión sanguínea y cierto tipo de diabetes que se desarrolla durante el embarazo. Las mujeres obesas tienen más probabilidades de padecer problemas durante el parto.

• Ciclos mensuales irregulares e infertilidad.

La obesidad abdominal está relacionada con el *síndrome de ovario poliquístico*, una de las causas de infertilidad en las mujeres.

• Efectos sociales y psicológicos, como depresión y discriminación por razones estéticas.

Uno de los aspectos más dolorosos de la obesidad podría ser el sufrimiento emocional que provoca. La sociedad occidental da gran importancia a la apariencia física y a menudo equipara el atractivo con la delgadez, especialmente en las mujeres. Los mensajes publicitarios, intencionales o no, hacen sentir poco atractivas a las personas con sobrepeso. Las personas obesas se enfrentan prejuicios o discriminación en el trabajo, la escuela, cuando buscan un trabajo y en eventos sociales. Son comunes los sentimientos de rechazo, vergüenza o depresión.

PRINCIPALES ALIMENTOS

La leche

La leche que se encuentra a la venta ha sido tratada térmicamente para destruir los microorganismos que puedan estar presentes y al mismo tiempo facilitar su conservación. La pasteurización es uno de estos métodos que no suele alterar el sabor original, aunque sigue siendo necesario conservarla en frío. Contiene de forma equilibrada proteínas, carbohidratos, grasas, minerales y vitaminas.
Es fácil de digerir durante la niñez y bastante difícil en la edad adulta, especialmente por la carencia en el aparato digestivo de ciertas enzimas, como la renina, presentes solamente en la niñez. La cantidad de grasa saturada que contiene no es significativa para la obesidad, por lo que no resulta conveniente tomarla desnatada.

Los quesos frescos

La cantidad de materia grasa que contienen es muy variada y abarca desde un 5 por 100 a un 50 por 100. Pueden ser fluidos o consistentes, siendo los más populares el Villalón, Burgos, Petit Suisse, la Vaca que Ríe y Filadelfia. Su digestibilidad es buena, siendo los más recomendables los dos primeros.

Los quesos duros

Mucho más apreciados por los consumidores que los blandos, no aportan ventajas nutritivas y, sin embargo, tienen más inconvenientes. Su digestión es más lenta y difícil, su concentración en cuanto a materia grasa es muy alta (hasta un 65 por 100 en el de Gruyere), aunque tienen en su favor la mayor riqueza en proteínas, calcio y vitamina B. Aportan bastante sodio y pueden tomarse como sustituto de alguna comida, no además de ella. No se recomiendan en la obesidad.

Los huevos

Aportan gran cantidad de proteínas, aunque para poder ser asimilada se requiere calentarlos o freírlos. También contienen grasa (en la yema), colesterol y nada de carbohidratos. Aunque gozan de mala prensa, en su modalidad pasados por agua o duros son un buen alimento concentrado y energético. Recomendables.

Las carnes

Las llamadas rojas son las de buey, cordero y caballo, siendo las blancas las de ternera, cerdo, pollo y conejo. Las que menos grasas aportan son las de pollo (sin piel), conejo y ternera, aunque su proporción depende mucho de la parte del animal. En el buey la parte menos grasa es el lomo, mientras que el entrecot es muy graso. En el cordero las partes menos grasas son la pierna y las chuletas, y las grasientas, el codillo y el cuello.
Una manera sencilla de eliminar parte de la grasa que contiene la carne es cociéndola, ya que así pasará al caldo y si evitamos tomarlo comeremos más músculo que grasa. Los derivados

cárnicos, como las salchichas, chorizo o salchichón, son demasiado ricos en grasas saturadas y sal, salvo las morcillas y el jamón cocido. En general, no son recomendables las carnes de cerdo (embutidos incluidos), ni la de cordero.

Los pescados

Suelen ser muy pobres en grasas, salvo los arenques, atún, salmón, sardinas o caballa, , pero incluso en éstos su grasa se considera altamente recomendable para el consumo humano, ya que contienen Omega 3 (EPA/DHA). Al no contener tejido conjuntivo, se digieren y mastican muy bien, aunque en su contra tienen las espinas, que obligan a ciertas precauciones a la hora de comerlos. Para la obesidad se recomienda el pescado blanco.

Otros animales de agua

Se clasifican en crustáceos (langostas o cangrejos), moluscos (ostras, mejillones, calamares o pulpos), y en esta misma especie encontramos a los bígaros, lapas, los caracoles de tierra o las ranas. La gran ventaja es que se pueden comer sin grandes requisitos culinarios y aportan igualmente gran cantidad de proteínas de alto valor. Su alto precio y el hecho de que generen bastante ácido úrico, limitan su consumo cotidiano. Son alimentos poco calóricos en general.

Los cereales

Deberían ser la base de la alimentación humana y sustituir definitivamente a la carne, algo que ha ocurrido durante siglos. Los detractores dicen que sus proteínas son de inferior valor

biológico con respecto a la carne, pero desconocen que la disponibilidad de esas proteínas es muy alta y mezclados entre sí constituyen un alimento equilibrado, no solamente en proteínas sino también en carbohidratos, minerales y vitaminas.
Con ellos fabricamos *pan*, el alimento más consumido en el mundo entero y el más barato. Existe en forma integral, semiintegral o refinado, ganando posiciones las formas naturales. Admite toda clase de manipulaciones culinarias, se conserva relativamente con facilidad, es muy digestible y mezclado con leche es un alimento completo. Son siempre recomendables.

Las *pastas alimenticias* también están ganando prestigio en el mundo entero, desde que se demostró que no solamente no engordaban, sino que eran altamente saludables y nutritivas. Lo que engordaba era, una vez más, las grasas animales y la carne que se incorporaban a los platos tradicionales como los macarrones o la lasaña. Se digieren y asimilan con facilidad y entran rápidamente en la cadena energética.

El *pan semiseco o tostado* ocupa una posición de privilegio, no porque mejore al pan normal, sino porque se conserva más tiempo y así está disponible a cualquier hora. No aporta otras ventajas en la alimentación.

Las galletas y dulces

Son un alimento complejo y pudiera ser muy completo en el supuesto de que no se incorporasen grasas animales en su elaboración, tendencia que afortunadamente se va extendiendo. En este grupo habría que incluir a los *helados,* un alimento casi completo para los niños cuyo único inconveniente está precisamente en el frío. Comerlos con mucha moderación. Una alternativa a ellos son los *batidos*.

Las verduras y hortalizas

Junto con los cereales deberían ser la alimentación diaria del ser humano, pues son saludables y nutritivas, sin que su consumo genere enfermedades. Muchas de ellas se pueden consumir en estado crudo, otras es necesario cocinarlas, mientras que de algunas se come toda la planta y hasta las raíces. Son fáciles de conservar, de congelar, de transportar y hasta de cocinar, además de masticarse con facilidad, ser aptas para sanos y enfermos, aportar la mayoría de los nutrientes necesarios y poseer propiedades curativas dignas de tener en cuenta.
Se digieren con facilidad, sus nutrientes pasan a sangre rápidamente, aportan calorías fáciles de aprovechar y son ricas en fibra no absorbible. Muy recomendables en cualquier régimen de adelgazamiento.

Las frutas

Las frutas contienen nutrientes similares a los vegetales, pero su sabor es muy diferente, además de no ser necesario ningún proceso culinario para que estén sabrosas.
Las frutas blandas, jugosas y de buen olor, suelen tener un contenido en agua de hasta un 90 por 100, como por ejemplo los cítricos. También contienen abundancia de fibras, sales minerales como el potasio, pobreza en sodio y gran cantidad de vitaminas, especialmente la C.
El contenido en azúcares de absorción inmediata les confiere virtudes muy interesantes para aquellas personas que necesitan energía inmediata, sin que ello suponga ningún engorde

adicional. Se pueden consumir antes o después de las comidas o incluso entre ellas, teniendo una digestión rápida y fácil.

Con un contenido de hasta un 15 por 100 de su peso total en azúcares están el plátano, la cereza, los higos y las uvas, incrementándose esta cantidad a medida que maduran. Entre un 10 y un 15 por 100 de azúcar están la piña, la naranja, el melocotón, la mandarina, la pera, la ciruela y la manzana. De un 5 a un 10 por 100 se encuentran el albaricoque, el melón, la sandía, el pomelo y el limón.

Cuando las frutas se secan por procedimientos naturales, o artificialmente, pierden el agua y el alimento está mucho más concentrado, lo que permite tomar más cantidad en menos tiempo. Son ideales para no llenar el estómago con grandes volúmenes de comida y asegurarse de estar alimentado. Las más populares son los higos y las uvas pasas. Recomendables aquellas cuyo peso en azúcar sea menor del 10 por ciento. Para mitigar el hambre se deben comer entre las comidas.

Los frutos secos y semillas

Son los alimentos más completos para el ser humano, ya que a partir de ellos se genera una nueva vida. Su riqueza nutritiva no es superada por ningún otro alimento y solamente requieren para una buena asimilación masticarlos profundamente, ya que en caso contrario son muy indigestos.

Los hay muy ricos en grasas insaturadas y la mayoría contienen proteínas y sales minerales en abundancia. Las nueces, avellanas, almendras y cacahuetes son algunos de los más consumidos, , pero no podemos olvidarnos de las semillas, como las pipas de calabaza y los piñones, los cuales constituyen un alimento de primera categoría. No engordan, dan energía inmediata y de reserva, pudiendo, además, emplearse para curarnos de diferentes enfermedades. Son ideales para cuando deseamos comer suficiente sin llenar el estómago o para salir de excursión.

La miel

Fabricada por las abejas en su tubo digestivo a partir del néctar de las flores, es regurgitada en las celdillas de las colmenas como miel pura, la cual debe ser filtrada posteriormente por el hombre para eliminar de ella la cera que le daría un sabor amargo. La buena miel suele contener algo de polen, jalea real y própolis, así como cristalizar (endurecerse) con el paso de los días.
Contiene azúcares de absorción y metabolismo muy rápido, en una proporción de 5 por 100 de sacarosa, 30 por 100 de glucosa y un 45 por 100 de fructosa.
Aunque es un producto que engorda, lo hace en menor proporción que el azúcar blanco.

Los pasteles

Sobre los dulces de confitería todo el mundo está de acuerdo en dos cosas: son muy apetitosos, pero engordan.
Los pasteles están elaborados con harina, azúcar, leche, chocolate o frutas, y por ello constituyen un alimento completo bastante concentrado. El problema surge no por el hecho en sí de que sean dulces, sino en la naturaleza de esos dulces. Cuando un pastel se elabora con miel, azúcar moreno, frutas del tiempo, leche entera y harina de cereales poco refinada (no es imprescindible que sea integral al 100 por 100), tenemos ya un

alimento extraordinario de alto poder energético y rico en nutrientes esenciales. Este tipo de pastel puede ser muy beneficioso para nuestra alimentación y hasta fácil de digerir, aunque ello no quiera decir que sea adecuado para una dieta de adelgazamiento. En este sentido, el problema reside en la concentración tan alta de carbohidratos con proteínas y grasas, lo que hace que se pueda transformar con facilidad en grasas de reserva, algo que debemos tratar de impedir.

El chocolate

El producto que se encuentra en el mercado es una mezcla de pasta de cacao con azúcar y manteca de cacao, siendo esta última la que le da el sabor tan pastoso. Un chocolate, por tanto, será más o menos duro según la proporción que lleve de manteca. Después existen otras variedades con almendras, licores, frutas, avellanas y leche, que sumadas a los componentes anteriores le hacen un alimento muy completo y energético.
Por desgracia, la base de ello, el cacao (por su contenido en manteca de cacao), es un producto vegetal rico en grasas saturadas, además de contener excitantes del sistema nervioso y una sustancia que crea adicción, como si se tratase del café. Que la publicidad recomiende el caco en polvo para los niños o que se hable del "desayuno de los deportistas" es solamente eso, una maniobra comercial para vender como saludable un alimento que no lo es. Esas modalidades contienen normalmente un 20% de manteca de cacao.
El chocolate, los batidos de chocolate o los derivados solubles, son un alimento de grato sabor, muy energéticos, con gran cantidad de nutrientes, , pero poco aptos para un consumo cotidiano. Son difíciles de digerir, aumentan las cifras de

colesterol (incluso en niños), dañan al hígado y perjudican la dentadura, además de engordar. Consumidos de manera esporádica, igual que los bombones, no causan problemas, pero tomados de manera habitual en el desayuno o la merienda no son adecuados.

Pueden consumirlo personas que habitualmente comen poco y que necesitan un alimento muy concentrado.

Las setas

Son adecuadas para un régimen de adelgazamiento y con ellas se pueden preparar exquisitos platos de buena presencia y sabor. Se prestan, además, para formar parte de guarniciones de otros alimentos.

Contienen grandes cantidades de ácido glutámico, de manitol, de fósforo, potasio, azufre, cloro, hierro y vitaminas del grupo B. La intolerancia a ellas proviene de la trehalosa, la cual precisa de una enzima que a veces no se encuentra en el sistema digestivo del hombre.

Son un excelente alimento para adelgazar.

Las especias

Es frecuente que en las consultas de dietética se incluyan las especias como elementos prohibidos en las dietas de adelgazamiento, generalizando indiscriminadamente sin tener en cuenta diferencias.

Las especias y condimentos tienen como finalidad principal dar un sabor, textura, olor y aspecto más agradable a los alimentos, lo que no es poco. Un alimento que tenga buen sabor no solamente se comerá con más agrado, sino que, además, se digerirá mejor y alimentará más. La buena presencia, sabor y olor de las comidas es algo imprescindible en la alimentación y cuando esto falla empiezan las intolerancias digestivas, pero lo que es muy frecuente es que las personas asocien régimen de adelgazamiento con comidas sosas y poco apetecibles, no siendo extraño, por tanto, que abandonen sus buenos propósitos en pocos días. Por ello, cuando usted decida ponerse a régimen lo que debe tratar es que sus platos sean, por lo menos, tan apetitosos como antes, lo que no es difícil de conseguir.

Entre las plantas más recomendables para cualquier tipo de comida y régimen tenemos: el perejil, albahaca, romero, orégano, estragón, laurel, tomillo, mejorana, ajedrea, salvia, hierbabuena e hinojo. Todas son beneficiosas para la salud y contribuyen a mantener la línea, lo mismo que las algas.
En cuanto a los condimentos, están: la sal marina (nunca la refinada), el vinagre de manzana o sidra, el limón, la cebolla y el ajo. Ninguno de ellos debe de faltar en una alimentación equilibrada.
También podemos incluir como muy beneficiosos a la vainilla y la canela, así como al clavo, el azafrán, nuez moscada y el jengibre, los cuales dan un sabor intenso a los platos y no perjudican la salud.
Por último, hay una serie de condimentos que aunque no engordan pueden perjudicar la salud si se abusa de ellos, como son la pimienta, el pimentón, la mostaza, la guindilla y la páprika.

La sal

La única sal recomendada es la sal marina, sin refinar, la cual está equilibrada en sodio, cloro, yodo, bromo y magnesio, además de otros oligoelementos que apenas se detectan en los análisis, pero que forman parte del agua marina. La sal no se debe prohibir en la alimentación, salvo que exista una enfermedad que así lo aconseje, ya que no engorda, siendo imprescindible para que exista una presión osmótica adecuada en los alimentos. Sin esta presión la digestión se realiza deficientemente y hay una predisposición a que se desarrollen bacterias patógenas intestinales.

En el comercio existen unos derivados de la sal marina con el nombre de sal de apio, de ajo o de ajedrea, igualmente aptos para la alimentación.

La mayonesa

Se trata de mezclar diversos productos que en si son incompatibles (aceite con vinagre), dando lugar a una emulsión en la cual se añaden también huevos y especias. Los productos industriales contienen, además, harina, féculas, aglutinantes, antioxidantes y emulsionantes, condición indispensable para mantener un producto homogéneo y que no se deteriore rápidamente. Por ello la mayoría de las intoxicaciones por mayonesa son precisamente por las preparaciones caseras o en restaurantes, ya que se mezclan entre si alimentos incompatibles y con un grado de putrefacción muy rápido cuando van unidos.

No es adecuada para adelgazar.

Las conservas

No hay que confundir un alimento en conserva con uno concentrado, ya que el primero es una opción válida para consumir alimentos fuera de su época. Hoy en día se pueden meter en una lata y conservar la mayoría de los alimentos conocidos, asegurando así al consumidor un producto libre de contaminación y tan nutritivo como en su estado natural. No obstante, no todas las conservas pueden llevar la etiqueta de "natural", y es por eso que a veces se las prohíbe de una manera generalizada.

Un alimento en conserva tiene el proceso de putrefacción detenido por tiempo muy prolongado, salvo que su manipulación industrial sea incorrecta. Una vez abierto, no obstante, este proceso es mucho más acelerado que en los alimentos frescos, por lo que hay que consumirlo inmediatamente.

La cantidad de nutrientes básicos no sufre alteración, aunque existe cierta pérdida de vitaminas de los grupos B y C, no tanto por la conservación en si como por el proceso imprescindible de esterilización previo. Las conservas que más vitaminas pierden son las de frutas y vegetales.

Los frigoríficos caseros son un modo habitual de conservar los alimentos frescos, considerándose que una temperatura de hasta menos seis grados permite conservar un alimento hasta siete días, mientras que si la temperatura es de doce grados bajo cero se pueden almacenar hasta tres semanas. Cuando la temperatura es de aproximadamente cero grados (habitual en todo lo que no sea el congelador), no constituye una garantía de conservación para los alimentos muy perecederos como el pescado y las carnes, aunque puede servir para las verduras.

Solamente la congelación industrial, realizada a menos dieciséis grados, permite impedir totalmente la proliferación de microorganismos, aunque en la actualidad hay ya frigoríficos domésticos que alcanzan esa temperatura. Si usted dispone de un aparato así, sepa que puede guardar sus alimentos hasta un mes.

Los alimentos congelados a altas temperaturas pierden parte de sus cualidades de sabor, así como parte de la vitamina C y puede deteriorarse parcialmente su contenido graso por oxidación. Las espinacas congeladas no son recomendables para el consumo por la posibilidad de contener nitrosaminas.

Tabla de equivalencias

La siguiente tabla ayudará a calcular la dieta y a saber valorar exactamente los alimentos que necesitamos ingerir. Como no es cosa de coger un peso para medir cada alimento, las cifras se han calculado teniendo en cuenta una ración habitual, similar a la que suelen poner en los restaurantes.

Así, una ración de arroz blanco equivale en *hidratos de carbono* a una ración de:

Pan integral
Copos de avena.
Muesli integral.
Biscotes sin sal.
Mijo pelado.
Pasta de sopa al gluten.
Un plato de legumbres.
Un plato de soja verde.
Un plato de patatas cocidas.

Un plato de legumbres equivale en *proteínas* a:

Uno de carne de ternera.
Uno de pescado.
Un plato de soja verde.
Medio litro de leche.
Una ración de queso manchego.

Una ración de almendras.

Diez gramos de aceite de oliva equivalen en *grasas* a:

Una tapa de aceitunas verdes.
La nata de un postre.
Un cuarto de leche.
La crema de cacao con avellanas de un bocadillo.
Dos quesitos en porciones.
Una tapa de almendras.
La margarina de un bocadillo.

Alimentos ricos en hidratos de carbono

De metabolismo lento
La *patata,* que contiene básicamente almidón. Cuando la cocemos le añadimos agua y, por tanto, es de digestión sumamente fácil y aporta energía de larga duración. Si la freímos, le añadimos grasa vegetal, siendo entonces mucho más energética a corto y largo plazo.
En los países latinoamericanos emplean un producto similar como es la *tapioca,* también muy nutritivo y digestible.

De metabolismo rápido
La sacarosa (glucosa más fructosa) presente en forma refinada en cientos de alimentos.
La lactosa (glucosa más galactosa) presente habitualmente en la leche.
La fructosa que se encuentra en las frutas.
La glucosa presente en las uvas y otras frutas.
Se recomiendan especialmente la fructosa y la glucosa, y en menor proporción la lactosa.

Alimentos ricos en proteínas e hidratos de carbono

Todos los cereales (trigo, arroz, maíz, cebada, mijo), así como sus derivados en forma de harinas, pastas o pan. No engordan, son muy energéticos y aportan, además, otros nutrientes de interés. El problema surge cuando los mezclamos con carnes o grasas.

Alimentos ricos en vitaminas
Aunque la mayoría de los alimentos conocidos contienen alguna vitamina esencial, existe un grupo que las contiene en cantidades muy amplias, entre ellos:

Los vegetales: vitaminas B1 y B2.
Las algas y la carne: vitamina B-12.
Las frutas y las patatas: vitamina C.
La yema de huevo y el hígado de pescado: vitaminas A y D.
El germen de trigo: vitamina E.

Capítulo 2

GRASAS, PROTEÍNAS Y CARBOHIDRATOS

Las grasas

Hay un dato que nos debe hacer pensar relativo al control de las grasas corporales. Tanto los científicos como nuestros instintos corporales tratan de controlar un mismo nutriente: las grasas. A pesar de que en un cuerpo humano existen otros elementos en abundancia, como son el agua, los huesos, los músculos, los tendones o la sangre, solamente la cantidad de grasas parece estar sujeta a regulación. ¿Tiene la grasa una importancia tan vital en nuestra salud que haga que nos preocupemos tanto de ella? ¿Por qué el exceso casi siempre creemos se debe a un aumento de la grasa? ¿Por qué no nos preocupa nuestra masa muscular y nos concentramos en la grasa subcutánea?

Sabemos que una bajada en el nivel de azúcar en sangre nos produce una necesidad de alimentos, lo mismo que la sed es una señal para que bebamos líquidos. Por lo que sabemos, ese mecanismo se dispara cuando nuestro nivel de grasa baja en sangre, pero no está influenciado por el que existe en el tejido adiposo. Si este tejido tuviera como finalidad, según nos cuentan, el ser una reserva para cuando necesitemos un aporte extra de grasa (frío intenso, aumento del ejercicio), también debería serlo en circunstancias normales, pero no es así. Por algún motivo que no sabemos, estas supuestas reservas no están disponibles con tanta facilidad y solamente se pueden movilizar después de, al menos, media hora de ejercicio intenso o cuando hay un frío extremo que pone en peligro la salud. Mientras tanto y aunque no comamos grasas durante unos días, el cuerpo apenas si puede extraer unos gramos de esos depósitos, lo que explicaría por qué es tan difícil adelgazar.

Además, y esto es importante, cuando una persona está sometida a un régimen drástico de adelgazamiento, con privación de grasas, y le entra un hambre incontrolable, solamente logra calmarla tomando un alimento graso y seguirá comiéndolo hasta que haya saturado de nuevo su organismo con grasas. Una vez saciado, ese efecto es muy duradero y no sentirá apetencia de grasas hasta que sus niveles desciendan de nuevo. En el supuesto de que no se suministren esas grasas demandadas bajará el metabolismo basal, habrá menos consumo de calorías y por tanto de grasas, con lo cual la persona es posible que engorde, aunque siga un régimen sumamente restrictivo.

Tejido adiposo

La cantidad de grasas que necesita ingerir una persona puede que esté en relación con la cantidad de células adiposas que posea genéticamente, las cuales se encuentran situadas debajo de la piel. Estas células tienen una capacidad determinada para almacenar grasa y necesitan de ella durante toda la vida, sin que parezca disminuir su apetencia. Afortunadamente, y si los investigadores no están equivocados, el número de células no puede aumentar aunque tomemos mucha grasa desde pequeños; la genética, pues, parece ser el factor más determinante.
Las células adiposas poseen una vida propia, como cualquier célula, y cuando están vacías envían señales al cerebro, el cual mediante el centro regulador del apetito aumenta sus demandas

de comida. En el supuesto de que la persona no ingiera en ese momento las grasas necesarias suele emplear diversos recursos para transformar en grasa otros alimentos, especialmente los hidratos de carbono. No obstante, y si en ese momento de carencia de grasas la persona realiza el adecuado ejercicio físico que consuma los hidratos de carbono, esa transformación no se realizará y se podrá adelgazar.

Independientemente del control que las células adiposas realizan sobre el apetito, otros factores actuarán en el mismo sentido para aumentar el hambre: entre ellos el olor de los alimentos, su sabor y la presencia, además de un ambiente social adecuado. Cuando todos estos factores se dan juntos, algo muy habitual, el apetito aumenta sin razón orgánica justificada y la persona comerá más de lo que en realidad su organismo necesita.

Las grasas: ¿enemigas o amigas de la salud?

Cuando se habla despectivamente de una persona obesa se dice que está grasiento, seboso, o que parece una foca, animal éste que también es famoso por su reserva de grasa. Parece como si nuestro instinto y ganas de hacer chistes tuvieran ambos las cosas claras al considerar que las grasas son las únicas culpables de la obesidad, desplazando incluso a la desprestigiada caloría. pero, ¿es cierta su mala fama o es sólo uno de los muchos errores de los científicos? Después de los ataques a las calorías, a la sal, al azúcar, las hamburguesas y al inocente pan, no nos extrañaría que tampoco las grasas fueran las culpables de todos nuestros males. A fin de cuentas, no hace mucho decían que el pescado azul era perjudicial para el hígado y que las pastas italianas engordaban.

El error es que se sigue hablando de grasas sin establecer distinciones, procedencias y manera de consumirlas. Que las

grasas son tan necesarias para la salud como las proteínas nadie
lo duda, pero siempre y cuando no se consuman en cantidad
exagerada, aunque el problema radica en saber cuál es esa
cantidad que se puede considerar excesiva. Por otro lado, no es
lo mismo una grasa procedente de un animal mamífero que otra
procedente de un *pescado azul* o de un *aceite vegetal*. Todas son
grasas, pero las diferencias son enormes y por ello no se las
puede meter a todas en el mismo saco, como tampoco es igual
freír un aceite que tomarlo crudo.

Y siguiendo en este camino, también hay diferencias enormes
entre un trozo de *tocino* mezclado con *salchichas* de cerdo, un
bocadillo de *jamón* cocido o un suculento helado de *nata*. Todos
son alimentos ricos en grasas, pero nuevamente con sensibles e
importantes diferencias. Sin embargo, las personas, e incluso los
médicos, siguen hablando de moderar el consumo de grasas, sin
establecer distinciones.
Si pensamos que el instinto natural es algo a potenciar y a no
menospreciar, deberíamos razonar por qué los alimentos dulces
y los alimentos ricos en grasas (la carne de cerdo y los
embutidos, por ejemplo) constituyen un plato exquisito, supe-
rando al resto de los alimentos conocidos. La apetencia de los
niños y los ancianos por los dulces es bien conocida, como lo es
el gusto de los adultos por el jamón serrano o los quesos
curados. Una comida que se precie tiene que estar condimentada
con grasas, ya que de otra manera se convierte en insípida, del
mismo modo que un banquete no estará completo si le falta el
postre dulce, y esto ocurre desde que el hombre empezó a comer
en sociedad, hace ya un montón de años.
Algún secreto debe tener las grasas para que sean apetitosas, a
pesar de que en principio las consideremos perjudiciales para la
salud. Lo curioso del caso es que, por separado, aisladamente,

no son un plato exquisito y hasta podríamos considerarlo como algo desagradable. Una cucharada de aceite de oliva puro requiere cierta dosis de entusiasmo para ser bebida sin más, lo mismo que un trozo de panceta frita sería poco agradable sin su correspondiente pan, huevos o salchichas. La grasa, por tanto, es apetitosa mezclada con otros alimentos, contribuyendo, además, a que los alimentos pasen suavemente a través de la garganta, estén más jugosos y podamos ingerir alimentos que por sí mismos no son atractivos al paladar. Además, y dado que soportan bien las altas temperaturas, se puede cocinar una gran cantidad de alimentos que necesitan la fritura o el calor para poder ser digeridas.

pero todo esto no implica que las grasas, globalmente, sean beneficiosas para la salud y ni siquiera imprescindibles para la cocina. Están inmersas en nuestras costumbres por razones prácticas y no por motivos racionales. Como sabemos, el ser humano no aprendió hasta pasados varios siglos desde su existencia las labores de labranza y tuvo que encontrar alimentos fáciles de llevarse a la boca sin depender excesivamente de los vegetales de consumo en crudo. Su capacidad de adaptación era muy alta incluso en los hombres primitivos y solamente observando a las otras especies pudo comprobar que la manera más fácil de alimentarse era comiendo a los animales de su alrededor, e incluso a otros congéneres. Como quiera que el canibalismo no era siempre algo factible (aunque sabemos que comían los cadáveres), la caza fue la solución más fácil y rápida para su alimentación, mucho más fácil incluso que la pesca, para la cual necesitaba utensilios marinos.
La alimentación cárnica pasó enseguida a ser la preferente y con ella se introdujeron las grasas saturadas. Cuando posteriormente se descubrió el fuego y con él su capacidad para ablandar los

alimentos y hacerlos más sabrosos, la grasa se empleó durante muchos siglos como forma imprescindible para cocinar toda clase de comidas, mucho antes que el uso del agua, para la cual se requerían utensilios que aguantasen bastante tiempo el fuego. Por eso es lógico que llevemos grabado genéticamente no solamente nuestro gusto por la grasa, sino nuestra apetencia y necesidad. No obstante, como veremos a continuación, la necesidad de grasas, que se puede estimar en un 20 o un 30 por 100 de nuestra dieta, no tienen ni deben cubrirse a partir de las grasas procedentes de la carne.

Tipos de grasas

Existen básicamente tres tipos: monoinsaturadas (aceite de oliva, aguacates), saturadas (carne de cerdo) y poliinsaturadas (aceite de girasol, pescados azules), cada una con una procedencia y densidad distintas. En esta diferencia, que matizaremos más adelante, radica su efecto sobre la gordura, ya que las grasas saturadas tienen una gran densidad y peso, lo que hace que se peguen con facilidad a las arterias e hígado, y se almacenen en el *tejido adiposo,* además de que por el simple efecto de la gravedad se escurren por nuestro cuerpo buscando aquellas zonas más adecuadas para concentrarse. Observen a una persona obesa y verán la gran acumulación de grasa en el mentón, la papada, las mamas, la parte interior de los brazos, la zona intestinal, los glúteos y la zona interior de los muslos.
Para comprender mejor la gran influencia que tiene la acción de la gravedad sobre el deterioro de la estética corporal, mucho más importante que la comida, bastaría con echarnos por encima de la cabeza un buen chorro de aceite extraído de manteca de cerdo. Verán que con una precisión matemática se escurrirá en unas zonas y se concentrará en aquellas en las cuales se delata la

obesidad, siendo este mismo efecto el que ocurre en nuestro interior cuando consumimos esas grasas.

Las grasas saturadas no solamente tienen esos inconvenientes, sino que como elementos energéticos son poco adecuadas para el hombre moderno. Para su combustión y transformación en energía necesitan de un gran movimiento muscular, un frío intenso o un estado de depauperación intenso y prolongado. Su papel como reserva de energía está justificado en estas circunstancias y son un aliado extraordinario para evitar la muerte en momentos extremos, pero que en la actualidad es dificilísimo que se den. No hace muchos años el hombre de las ciudades sucumbía fácilmente durante los meses fríos al no disponer sus viviendas de la calefacción actual, y el trabajo era duro, muy intenso y en muchas ocasiones a la intemperie. Por eso las reservas de grasas saturadas eran el mejor medio para combatir las inclemencias y el duro trabajo, algo que ya no se da en los países desarrollados. El exceso de grasas saturadas en nuestra alimentación ya no tiene ninguna utilidad y por eso es perjudicial, no por el hecho en sí de que sean saturadas. Nuestro organismo no sabe qué hacer con ellas, no puede utilizarlas y las tiene que depositar en lugares que en principio no comprometen la salud, como es el tejido adiposo, la piel o la pared arterial. Lo que ocurre es que con el paso de los años el exceso se hace insostenible, pueden aparecer enfermedades por ello y la obesidad ya es inevitable. Cualquier persona que trabaje duramente en lugar frío no tendrá problemas por comer abundancia de estas grasas.

No hay razón alguna, por tanto, para que el hombre medio actual siga comiendo una alimentación ancestral que no le corresponde y solamente lo podemos explicar por las fuertes presiones que se hacen desde las empresas ganaderas, principales productoras de alimentos ricos en grasas saturadas. Recuerden un poco la historia de los Estados Unidos y verán que en sus comienzos existían enormes plantaciones de cereales y legumbres, convirtiendo a aquel país en un lugar autosuficiente en alimentación. Al poco tiempo, con la llegada de los ganaderos, especialmente de vacas y ovejas, los grandes campos de cultivo se perdieron y se transformaron en pastizales y suministradores de forraje para el ganado. La población se vio forzada a cambiar a un tipo de alimentación más cara y perjudicial, continuando esa tendencia en la actualidad. Solamente el paso de los años ha demostrado que fue un gran error económico y perjudicial para la salud.

Las grasas saturadas se encuentran en cualquier carne procedente de un animal *mamífero* (vaca, cerdo, cordero), sea cual sea la parte del animal que comamos y sin que el alto precio indique que contiene menos grasa. Partes tan apreciadas como el *lomo,* el *jamón* o el *solomillo* son más sabrosos precisamente por la grasa que contienen, la cual hace que la carne sea más jugosa y se reseque menos. El que usted no la vea como si fuera un trozo de *tocino* no quiere decir que no contenga grasa, ya que se encuentra distribuida por todo el trozo. Una simple lupa le sacará de su incredulidad, especialmente con el jamón serrano, alimento que no acabamos de entender por qué se recomienda como saludable, incluso para los niños. El hecho de que se someta a un proceso de curado y no al tratamiento por calor o fritura, como ocurre con las otras carnes, produce una mayor cantidad de grasa saturada difícil de digerir y por tanto más fácil de acumular. Y es que una grasa saturada a temperatura ambiente es sólida, densa y pesada, mientras que por el efecto del calor se licua y puede ser digerida con mayor facilidad.

En menor proporción podemos encontrar grasas saturadas en la carne de aves, especialmente debajo de la piel de la gallina, en el pato y el conejo, aunque ya en menor proporción, por lo que podemos considerar a estos alimentos como suministradores de proteínas más que de grasas, a no ser que hayan sido tratados con un exceso de piensos para que aumenten artificialmente la cantidad de grasas. Cualquier cocinero sabe perfectamente que la carne de pavo requiere más cantidad de salsa para que no se quede seca y que el conejo admite perfectamente una fritura sin que se genere gran cantidad de humo, señal de que tienen poca grasa en su interior. Frían un trozo de tocino y verán dónde radica la diferencia.

Otros alimentos que contienen grasas saturadas son la leche y por tanto los productos lácteos, la mantequilla, el cacao, el coco y el aceite de palma; este último empleado frecuentemente en alimentación bajo la denominación de "aceite vegetal" (lo que es cierto), pero que induce a error en aquellas personas que buscan en los aceites vegetales la ausencia de grasas saturadas. Por tanto, y para proteger al consumidor, los alimentos no deberían incluir la cantidad de grasas que contienen, globalmente, sino la cantidad de grasas saturadas. Así nos quedaría bien claro que la leche semidescremada sigue conteniendo grasas saturadas, lo mismo que muchas margarinas pretendidamente vegetales. Y ya que mencionamos a la leche. quisiera llamar la atención del consumidor en el sentido de que la leche total o parcialmente descremada es un error de la industria en cuanto a salud se refiere, del mismo modo que lo es blanquear el azúcar, la sal o el pan. Los alimentos hay que tomarlos sin manipular o al menos sin extraer de ellos nutrientes importantes, como ocurre con la grasa de la leche. Haciéndolo así desnaturalizamos el alimento, lo desequilibramos y lo convertimos en un producto perjudicial para la salud. Si decide tomar leche tómela entera, sin descremar (habría que decir sin desnatar), lo mismo que los yogures y el queso. Además, si lo que pretende es eliminar las grasas de su alimentación tenga en cuenta que la cantidad que contiene la leche es ínfima y no le hará engordar por este concepto ni un gramo. Como contrapartida, si la emplea descremada no absorberá las vitaminas A y D que pueda contener y obtendrá un producto que recuerda vagamente a lo que quiere tomar en realidad.

Volviendo a las controvertidas grasas saturadas, debemos aclarar que son el mejor medio para engordar y acumularse en el tejido adiposo, muy superior a los hidratos de carbono, víctimas inocentes de la mala información de dietistas y consumidores. Mientras que la conversión de los hidratos de carbono en grasas no es fácil y se necesita una gran inactividad física para que este hecho se produzca, las grasas saturadas pudiéramos decir que pasan directamente al tejido adiposo, salvo en las circunstancias mencionadas con anterioridad, como son el frío o la actividad física intensa. Para que el organismo pueda almacenar como grasa los alimentos es necesario consumir energía, ya que a fin de cuentas es un proceso metabólico como otro cualquiera, y por lo que sabemos solamente son necesarias tres calorías para convertir cien calorías de grasa en grasa pura, almacenada. Además, existe la circunstancia de que los hidratos de carbono consumidos en exceso y durante varios días se almacenan primeramente como glucógeno de reserva, y solamente en el caso de sobrepasar en casi dos mil calorías nuestra dieta diaria podríamos convertir este exceso en grasa, algo difícil de lograr con una alimentación tradicional. El hecho de que algunas personas manifiesten que el pan o las pastas italianas les engordan se debe a lo que añaden a estos alimentos, pero nunca al producto aislado. Por decirlo de un modo simple: no engordan los macarrones, sino aquello que se añade a los macarrones.

Hay países que consumen muchas más calorías que nosotros y sin embargo no tienen los problemas de sobrepeso tan difundidos. La razón está no en la cantidad de calorías que consumen sino en las grasas saturadas de su alimentación, mucho más reducidas. El hecho de que la carne de mamíferos sea muy cara hace que los países no desarrollados económicamente coman otro tipo de alimentos, como los cereales o el pescado, quizá con más calorías, pero mucho más pobres en grasas, lo que se traduce en un menor engorde de la población. Comparativamente, mientras que en los países occidentales las grasas saturadas constituyen casi el 25 por 100 de la dieta (más un 10 por 100 para las vegetales), en el resto del mundo la cantidad total de ambas grasas apenas llega al 10 por 100. pero lo más grave es que el mayor aporte calórico se consigue a base de estas grasas de difícil metabolización y fácil acumulación en los tejidos, lo que se traduce en una menor energía y un aumento de las enfermedades cardiovasculares.

He aquí, de manera resumida, algunos datos sobre el consumo de grasas que se debería tener en cuenta:

- Entre un 30 y un 70 por 100 del cáncer parece estar relacionado con la dieta, especialmente el cáncer de mama y de colon.
- Una dieta pobre en grasas animales consigue reducir el crecimiento anormal de células en el tejido mamario.
- Pudiera ser que la cantidad de estrógenos estuviera también relacionada con el consumo de grasas.
- Un exceso de grasas aumenta la cantidad de ácidos biliares.

• Los productos vegetales no contienen colesterol, los cárnicos sí.

• Las grasas saturadas perjudican las funciones hepatobiliares.

• Las grasas saturadas provocan, además de obesidad, aumento del colesterol, enfermedades cardiovasculares y diabetes.

• Si tenemos un exceso de grasas corporales también lo tendremos de toxinas, puesto que se pueden acumular con mayor facilidad.

• Es más fácil reducir calorías reduciendo grasas que suprimiendo otros alimentos.

Pero, ¿son malas todas las grasas?

Este es el principal problema de información errónea, incluso entre los profesionales de la medicina, ya que parecen no distinguir entre grasas y grasas, llegando a valorarlas exclusivamente por su aporte calórico. Por poner un ejemplo, es muy frecuente que cuando un médico receta un régimen sin grasas mande suprimir también los frutos secos y los aceites vegetales, siendo la carne a la parrilla el plato más recomendado. Craso error que lleva prontamente a un deterioro de la salud a quienes siguen este régimen, ya que las grasas vegetales, y otras que después veremos, contienen los denominados ácidos grasos esenciales que, como su nombre indica, son fundamentales para la salud y hay que aportarlos mediante los alimentos.

El ácido linoleico y el *ácido linolénico* son dos ácidos imprescindibles en nuestra alimentación, ya que al no poder ser fabricados por el organismo deben ser aportados a través de los alimentos vegetales, especialmente mediante los aceites de semillas. Por eso, suprimir el aceite de guisar (mucho mejor es tomarlo crudo en ensaladas) es un error dietético que conduce a un deterioro grave de la salud y además no sirve como método adelgazante, ya que este aceite, al ser fluido, puede contribuir a movilizar el otro más denso y así contribuir al adelgazamiento.

Estos ácidos grasos esenciales intervienen en el crecimiento, en las funciones intelectuales, el mantenimiento de la vaina de mielina de los nervios, en la elasticidad de la pared arterial, en el transporte de oxígeno desde los glóbulos rojos a todo el cuerpo, para mantener la tersura de la piel y las mucosas, y como precursores de las prostaglandinas. Por ello, y aunque la carencia de ácidos grasos no es algo habitual (se encuentran ampliamente distribuidos en la naturaleza), se observan casos de eccemas, caída del cabello, afecciones hepáticas, retrasos en el crecimiento, trastornos circulatorios con hormigueos en manos y pies, así como problemas de memoria y aprendizaje. Un consumo extra de ellos puede producir un aumento del metabolismo y con ello una reducción global del peso.

Los mejores aceites vegetales se encuentran en el maíz, girasol, soja y oliva, así como en el germen de trigo, las nueces, el sésamo, lino y semillas de calabaza. Existen, además, otros tipos de ácidos grasos como el EPA (eicosapentanoico) y el DGLA (dihomogammalinolénico), los cuales solamente se encuentran en ciertas especies de pescado, que tienen propiedades muy interesantes para la salud humana y que deberemos tener en cuenta.

Otro ácido graso importante es el ácido oleico presente en abundancia en el aceite de oliva, el cual está a medio camino entre los saturados y los insaturados (es monoinsaturado), resistiendo bien las altas temperaturas y la oxidación.

Alimentos más ricos en colesterol

Carne de buey: 45 mg

Jamón serrano: 125 mg
Lomo de cerdo: 100 mg
Pierna de cordero: 70 mg
Gambas: 125 mg
Helados: 25 mg
Hígado de cerdo: 300 mg
Huevos: 468 mg
Leche entera de vaca: 15 mg
Mantequilla: 105 mg
Nata: 120 mg
Ostras: 200 mg
Carne de pavo: 20 mg
Pollo: 80 mg
Queso fuerte: 100 mg
Salchicha: 100mg
Carne de ternera: 90 mg

Alimentos más ricos en grasas poliinsaturadas

Aceites de semillas: 90 por 100
Aceitunas verdes: 18 por 100
Aguacate: 14 por 100
Almendras: 50 por 100
Atún en lata: 5 por 100
Avellanas: 60 por 100
Carne de buey: 15 por 100
Hamburguesa: 11 por 100
Cacahuetes: 37 por 100
Jamón serrano: 16 por 100.
Carne de cordero: 6 por 100
Helados: 7 por 100
Hígado de cerdo: 2 por 100

Huevos: 5 por 100
Leche de vaca: 2 por 100
Mantequilla: 30 por 100
Margarina: 65 por 100
Nata: 10 por 100
Nueces: 60 por 100
Pan blanco: 2 por 100
Patatas fritas: 10 por 100
Carne de pavo: 5 por 100
Pistachos: 49 por 100
Carne de pollo: 8 por 100
Queso fresco: 2 por 100
Salmón: 3 por 100
Pastas italianas: 4 por 100
Carne de ternera: 5 por 100.

¿Para qué sirven las grasas en nuestro organismo?

Pudiera parecer para un profano que la naturaleza ha cometido un error al proporcionarnos alimentos ricos en grasas si, como parece, son tan perjudiciales para la salud. Conclusión desacertada, pues en la naturaleza nada es un error, ni existe por casualidad.

Las grasas están presentes en nuestro organismo en cantidad importante y por tanto deben ser suministradas periódicamente con la alimentación, ya que son vitales para la supervivencia. Lo único que ocurre es que los humanos no tenemos nuestro sentido de la medida bien calibrado y caemos con frecuencia en uno de los dos extremos: o mucho o nada. Parece ser que encontrar el equilibrio no es nuestra mejor virtud.

Ya sabemos que las grasas son el combustible de reserva de los mamíferos, especialmente útil en los meses de invierno, pero además forman parte de compuestos como la vitamina A o los carotenos, la vitamina D, la E y la K, además de ser la base del colesterol, sustancia que, aunque goce de mala prensa es imprescindible para la salud.

También encontramos grasas en el cerebro, el sistema nervioso, las hormonas sexuales masculina y femenina, así como en los corticoides, siendo igualmente imprescindibles para la formación de las prostagladinas, sustancias orgánicas que intervienen en los procesos inflamatorios y alérgicos. Además, las reservas grasas del tejido adiposo cumplen otra misión no menos importante y es la de acumular tóxicos que no pueden ser eliminados en ese momento, especialmente los de naturaleza li-posoluble. Esto es muy importante en aquellas personas que toman drogas, medicamentos, alcohol o comidas poco saludables, ya que si cuentan con una reserva grasa importante su salud apenas se resentirá, mientras estos depósitos no se saturen. Una persona sometida a un régimen de adelgazamiento está más expuesta a esta autointoxicación que una obesa.

El ejercicio físico continuado contribuiría, por tanto, a la eliminación de parte de las toxinas acumuladas y por eso es lógico que proporcione un estado emocional y físico óptimo en las personas con sobrepeso. A la bajada del peso y la mejora en la estética, hay que añadir un cuerpo más libre de tóxicos.

La elaboración de los aceites comestibles

La forma más universal es ciertamente decepcionante, ya que se emplean métodos químicos que alejan bastante el producto original de lo que nosotros consumimos. Concretamente, en Alemania se han prohibido numerosas partidas de aceite de oliva por contener aditivos no autorizados o en mayor proporción que la razonable.

El procedimiento habitual de extracción del aceite a partir de una semilla consiste en triturarla y añadirle entonces un componente químico similar al aceite para disolverlo y separarle así de la parte sólida. Después se le incorporan antioxidantes para evitar el enranciamiento (como puede ser la vitamina E o tocoferol), pero la mayoría de las industrias lo sustituyen por otros productos químicos mucho más baratos. La diferencia entre la denominación "puro de oliva" o "aceite virgen" estriba en que este último no debe contener ninguna sustancia que no sea el aceite de origen, mientras que en el otro la purificación se consigue mediante procedimientos químicos. Existen también aceites vírgenes que han sido extraídos mediante prensado en frío, modalidad algo más cara pero altamente recomendable.
En cuanto a la forma de ingerir aceites de semillas la mejor sin lugar a dudas es en crudo, ya sea en ensalada o con unas gotas de limón en ayunas. No existe una calidad o recomendación especial para ningún tipo de aceite, aunque se pueden considerar como de especial interés el de oliva, el de maíz y el del germen de trigo, siempre que sean de primer prensado en frío. Después están los de pepitas de uva, girasol y soja, estos últimos bastante purificados por la industria para hacerlos más atractivos a la vista y casi sin olor, lo que disminuye sus propiedades en cuanto a salud. No obstante, se pueden consumir sin problemas y son los más económicos.

Si los vamos a utilizar para frituras hay que tomar algunas precauciones, como, por ejemplo:

1- Evitar por encima de todo que salga humo del aceite.
2- No freír a temperatura muy alta, aunque ello implique que tardemos más tiempo en hacer la comida.

3- No reutilizar ningún aceite que esté negro o que tenga residuos.

4- No utilizarlo para más de tres frituras, y eso siempre y cuando no hayamos empleado temperaturas muy altas.

Las *margarinas* en estado natural son líquidas y para hacerlas sólidas se las somete a un proceso de hidrogenado, lo que hace que se saturen artificialmente. En algunas incluso se le añade ácido linoleico para darles mayor consistencia, e incluso se les incluye cinc, lo que convierte un producto natural en origen en otro ya manipulado y menos aconsejable.

Los frutos secos son un excelente medio de suministrarnos grasas saludables de gran calidad biológica. Aunque muchos especialistas cuando ponen un régimen libre de grasas los incluyen en la misma lista se trata de un error, ya que aportan un tipo de grasa totalmente opuesto a las que proceden de animales. La mayoría, además, contienen vitaminas antioxidantes que las hacen más aconsejables.

Los *pescados azules,* tan criticados hace algunos años, son un excelente alimento que nos aporta grasas de gran interés para el ser humano como es el EPA, que protege a las arterias de su degeneración y esclerosis.

No necesitamos comer carne para estar bien nutridos

Desde que las industrias cárnicas se instalaron en todo el mundo, sus propietarios han procurado convencer a los consumidores de que la carne animal es un alimento de primera necesidad, de gran categoría, exquisita para el paladar, e imprescindible en la alimentación humana. Habiendo conseguido convencer a miles de labradores para que transformasen sus tierras de labranza en pastizales y abandonasen el cultivo de vegetales, ya solamente faltaba convencer a los médicos y a las autoridades sanitarias sobre las extraordinarias virtudes de la carne para que la población entera la consumiera.

Y bien sea porque contrataron y pagaron a científicos de renombre o porque su comercialización enriquecía a muchos, lo cierto es que lo consiguieron y hoy en día pocas personas dejan de comer carne de manera consciente y voluntaria. Si lo hacen tendrán que soportar las burlas de sus compañeros y las llamadas de atención de los médicos, no solamente de manera privada, sino también a través de los medios de difusión. El convencimiento es tan grande que incluso en los denominados "potitos" infantiles se incorpora carne, hígado y jamón, para que ya desde muy pequeños los seres humanos adquieran la costumbre de comer carne. Y eso se hace en un organismo que carece todavía de colmillos y muelas trituradoras, prueba inequívoca de que no deberían comer, al menos todavía, esos alimentos, pero si la madre naturaleza todavía no les ha dotado de los dientes necesarios, ahí están las sabias industrias que se lo dan triturado para que no tengan que masticarlo.

Afortunadamente, y aunque sea en libros como el presente, existen muchas personas debidamente informadas que quieren demostrar lo contrario: que la carne no es un alimento recomendable para el ser humano y ni siquiera imprescindible. El consumo de carne debería ser una opción libre, como lo son el consumir alcohol o azúcar blanco, pero deja de serlo cuando las personas que controlan la salud de los habitantes dicen que es necesaria y hasta imprescindible para estar bien nutridos.

He aquí algunos razonamientos que demuestran la inconveniencia de comer carne de mamíferos:

• El ser humano no es un carnívoro en el sentido estricto de la palabra, ya que, entre otras cuestiones, no posee la flora intestinal adecuada para el consumo de carne, lo que da lugar a fermentaciones pútridas diarias. Las heces de una persona consumidora habitual de carne huelen mucho peor que las de un vegetariano y, sin embargo, la de los animales carnívoros apenas huele.

• Un animal carnívoro tiene mucho más desarrollados los colmillos que nosotros, mientras que el hombre desarrolla más las muelas, adecuadas para masticar la fibra de los vegetales y cereales para convertirlas en papilla.

• Los auténticos carnívoros no pueden mover lateralmente sus mandíbulas.

• El intestino del ser humano es muy largo, adecuado para absorber lentamente los nutrientes, mientras que en los carnívoros es más corto y agresivo. Por ello puede disgregar y asimilar rápidamente grasas, huesos y tendones.

• Los carnívoros tienen un hígado mucho mayor que los hombres y puede neutralizar mejor las toxinas presentes en las vísceras de los animales que han comido.

• El hombre suda a través de la piel y elimina así muchas toxinas, mientras que los carnívoros lo hacen solamente por la lengua.

• La saliva del hombre es muy abundante y gracias a ella comienza en la boca la digestión de los hidratos de carbono presentes en los vegetales. Los carnívoros no tienen en ella el enzima tialina necesario para este proceso.

• El estómago de los carnívoros segrega mayor cantidad de ácido clorhídrico que el del ser humano, ácido que es necesario para la digestión de la carne. Las úlceras gastroduodenales vienen precisamente por la gran cantidad de ácido clorhídrico que se segrega para poder digerir la carne que se come. Cuando se suprime la carne se curan las úlceras.

- La carne es un alimento procedente de cadáveres en estado de putrefacción. Su conservación es muy delicada, se corrompe con facilidad, acumula con frecuencia parásitos y bacterias (incluso mortales), y se hace necesario cocinarla y condimentarla para que sea agradable al paladar. En su estado natural es difícil de masticar, digerir y asimilar, salvo para los animales auténticamente carnívoros, quienes no gustan de la carne cocinada. Por contra, los vegetales se pueden comer crudos o cocinados, solos o mezclados con otros vegetales
- A los enfermos se les pone enseguida una dieta vegetariana, más saludable y digestible. Si es sana y nutritiva para los enfermos, lógicamente debe serlo igualmente para los sanos.
- La dieta vegetariana no engorda, nos mantiene en el peso correcto.
- Los vegetales no crean enfermedades por su consumo, las carnes producen enfermedades cardiovasculares, aumento del colesterol, artritis, fiebre aftosa, triquinosis, "vacas locas", exceso de ácido úrico, hipertensión arterial, etc.
- La carne provoca adicción.
- Para conseguir un kilo de carne de mamífero son necesarios SIETE kilos de cereales. Proporcionalmente, esos siete kilos de cereales bastarían para alimentar perfectamente a una persona sin necesidad de otros alimentos, mientras que ya sabemos que comiendo solamente carne no es posible la supervivencia. Si el hombre volviera a sus orígenes y dedicase las cosechas a su propio consumo, en lugar de alimentar con ellas al ganado, el hambre mundial quedaría corregida inmediatamente y hasta el aire estaría más saludable.

• El consumo de carne produce agresividad. Los pueblos tradicionalmente carnívoros han sido desde siempre los más violentos.

Las proteínas

Es frecuente que cuando una persona decide someterse a una dieta de adelgazamiento reciba recomendaciones de "expertos" sobre la conveniencia de tomar suplementos de proteínas, por aquello de que no engordan y endurecen los músculos. Desde ese momento, los batidos de proteínas, la carne a la plancha y el pescado, forman parte casi exclusiva de su alimentación. Una mala información nutritiva y una hábil campaña publicitaria, consiguen convertir en imprescindible algo que no lo es.
El ser humano necesita tomar diariamente proteínas, esencialmente porque son los únicos nutrientes que contienen nitrógeno, mientras que los otros tres elementos vitales, el oxígeno, el carbono y el hidrógeno, se encuentran en las grasas y los carbohidratos. Aunque en el aire se encuentra nitrógeno suficiente para conservar la vida de los seres vivos, el ser humano no posee los medios para poder asimilarlo, por eso es imprescindible que lo tome a partir de los alimentos.

Una vez ingeridas, las proteínas cumplen múltiples funciones, entre ellas la formación de tejidos nuevos y la restauración de los dañados o gastados, misión en la cual están involucrados el resto de los nutrientes. Algunos vegetales, como las leguminosas o las algas, pueden crear las proteínas a partir del nitrógeno atmosférico, el cual es fijado en sus raíces. Por eso la forma más directa y racional de ingerir proteínas es comiendo las plantas que las contengan, ya que en la carne de los animales las proteínas se han formado igualmente por consumir alimentos vegetales.

Los expertos afirman que lo importante es consumir proteínas, vengan de donde vengan, ya que todas están formadas por aminoácidos, que son los elementos que se pueden asimilar. Mediante enlaces pépticos los aminoácidos forman cadenas que les mantienen unidos y, según sea el orden en que están esos aminoácidos en esas cadenas, así darán lugar a un tipo u otro de proteína. Por decirlo de otra manera, los aminoácidos son los veinte vagones de un tren, mientras que la proteína es el tren en su conjunto.

Pues con solamente esos veinte aminoácidos se pueden formar hasta dos mil cuatrocientos BILLONES de proteínas diferentes, independientemente del origen vegetal o animal de esos aminoácidos. Todos son absolutamente iguales y solamente cambian el orden en el cual están situados en una cadena. Los defensores de la alimentación cárnica y los de la vegetariana mantienen, no obstante, un enfrentamiento eterno sobre las ventajas del origen de las proteínas, alegando los carnívoros que es mejor comer proteínas similares a las del cuerpo humano, básicamente los músculos, mientras que los otros sostienen que el ser humano no debería comer alimentos que provengan de seres similares a sí mismo.

Un investigador que defendía la primera opción fue el señor Liebig, el cual no solamente afirmaba que para ganar fortaleza muscular había que comer carne de buey y toro (menos mal que no mencionó a los leones y los tigres), sino que sacó al mercado sus todavía hoy populares concentrados de carne. En esa época el movimiento vegetariano sufrió un duro revés y la carne ocupó un lugar de privilegio en la alimentación humana.

Con el paso de los años se demostraron dos cosas: Que lo más importante no era la procedencia de las proteínas sino su *calidad biológica,* y que existía otro detalle denominado *utilidad neta* que dejaba a las proteínas animales en inferioridad con respecto a las vegetales.

En nuestro interior la digestión de las proteínas comienza en la boca gracias a la saliva y cuando llegan al intestino se desdoblan en aminoácidos, los cuales se juntarán entre si de manera diferente a como estaban antes y formarán proteínas nuevas. Nuestro código genético RNA y DNA determinará entonces el tipo de estructura proteica que necesita cada célula.

Los aminoácidos

Lo que también sabemos es que el ser humano necesita aportar ciertos aminoácidos con la dieta, mientras que otros pueden ser sintetizados a partir de diversos nutrientes, entre ellos ciertos aminoácidos. Por eso se considera que no todos los aminoácidos tienen la misma importancia para la vida, ya que podemos tener carencias durante largo tiempo de algunos sin que existan problemas de salud, mientras que otros son tan esenciales como algunas vitaminas o minerales. Por ello, de los veinte aminoácidos reconocidos se diferencian nueve o diez como esenciales, no por su calidad o categoría, sino porque deben ser aportados mediante los alimentos, ya sea la carne, los cereales, las legumbres o las algas, entre otros.

Los esenciales son la leucina, isoleucina, lisina, fenilalanina, treonina, metionina, triptófano, valina e histidina. Todos deben estar presentes de manera continuada, ya que la carencia de alguno de ellos impediría la formación de alguna proteína básica. Y como no se acumulan, de nada vale comer un día un alimento muy rico en lisina y dentro de una semana otro con metionina. Si no están todos presentes en el mismo momento se desperdician y aparecerán los problemas de salud, siendo ésta la causa de que se recomiende siempre una alimentación variada con la cual nos aseguraremos recibir los nutrientes esenciales.

Los defensores de la alimentación carnívora (no olvidemos que realmente están comiendo cadáveres) alegan que la carne contiene siempre todos los aminoácidos esenciales en proporciones adecuadas, de la misma manera que los contienen el pescado, la leche y los huevos, mientras que las proteínas de los vegetales son incompletas y no se parecen a las del ser humano. La primera aseveración es correcta, ya que, efectivamente, la carne contiene todos los aminoácidos esenciales y en proporciones correctas, mientras que la conclusión sobre los vegetales está muy manipulada y desvirtuada.
Ciertamente los vegetales no suelen contener todos los aminoácidos esenciales en un mismo alimento, salvo algunas excepciones como el polen, la jalea real, las algas, etc., pero ningún vegetariano utiliza los alimentos de manera individual y los mezcla entre si todos los días. De esta manera consigue que la carencia de un aminoácido sea cubierta por otro alimento rico en él, consiguiendo un equilibrio perfecto en su dieta sin los inconvenientes que tiene la carne de animales. Mezclando arroz con tomate, leche con pan, avena con verduras, legumbres con cereales o frutas diversas, consigue un equilibrio mucho más adecuado que tomando alimentos cárnicos.
pero es que existe un factor aún más decisivo que la cantidad de aminoácidos esenciales de una proteína: la *utilidad neta* de las proteínas. Como su nombre indica, se trata de la posibilidad de que el ser humano pueda digerir y asimilar las proteínas que ingiere, ya que de nada le vale que sean muy completas en aminoácidos esenciales si no puede utilizarlas. En este sentido la

utilidad neta del huevo es altísima, mientras que la de la carne es bastante baja, incluso más baja que el pescado y la leche o los quesos. Un alimento puede, por tanto, tener pocas proteínas, como es el caso de la leche, pero de una utilidad neta tan alta que se aprovechan rápidamente y en su totalidad.

Las proteínas de la soja y las de las algas son consideradas hoy en día las más adecuadas para el consumo humano, echando por tierra la antigua primacía de las proteínas procedentes de la carne. El arroz, por ejemplo, es muy pobre en isoleucina y lisina, pero las judías los tienen en gran cantidad, compensándose así la deficiencia de uno con la ingestión del otro si los comemos en el mismo momento, algo que es totalmente habitual. La combinación de legumbres con arroz es considerada desde hace milenios como una de las más adecuadas para la nutrición humana, no solamente por su equilibrio en aminoácidos, sino, además, porque contienen minerales y vitaminas en grandes cantidades, siendo muy pobres en grasas saturadas. Por ello son unos alimentos muy adecuados para los regímenes de adelgazamiento, ya que nutren y dan energía sin causar engorde, salvo que cometamos el error de agregar a los platos chorizo o carne de cerdo, error culinario bastante frecuente. Cuando alguien manifiesta engordar con un plato de arroz con legumbres echa la culpa a los inocentes vegetales, cuando en realidad la culpa de los kilos extras está en lo que se añade a ellos.
De todas maneras, no hay que vivir obsesionado por el equilibrio en aminoácidos de nuestra dieta, ya que el organismo dispone de medios adecuados para cubrir carencias pequeñas durante períodos relativamente largos. Nadie queda desnutrido instantáneamente y se necesitan muchas semanas de errores para acusar deficiencias significativas.

Cantidad idónea de proteínas

Aunque alguien dijo que el ser humano necesita comer un gramo de proteína diaria por cada kilo de peso corporal, parece ser que esa cifra tan redondeada se hizo para facilitar los cálculos (70 kilos de peso, 70 gramos de proteínas), pero que no corresponde a la realidad y se considera, además, muy inflada. Lo que sí sabemos es que las proteínas no disponen de lugares específicos donde almacenarse, como ocurre con las grasas, y por tanto es necesario que sean suministradas diariamente. El tejido muscular acumula ciertamente gran cantidad de proteínas, pero no están disponibles para las necesidades diarias y constituyen más un elemento de reserva para casos de desnutrición. Diariamente necesitamos cubrir unas demandas importantes de proteínas para la elaboración de las hormonas, los enzimas, la hemoglobina y el crecimiento imparable del pelo, las uñas, la piel y el crecimiento muscular y de estatura.
Algunos experimentos aseguraron que necesitábamos al menos 118 gramos diarios para cubrir nuestras necesidades diarias, mientras que otros recomendaban 140 gramos; ambas cantidades son consideradas hoy en día exageradas. Esas recomendaciones nacieron por la creencia de que el sistema muscular necesita gran cantidad de proteínas para poder efectuar su trabajo mecánico, lo que es solamente cierto en parte, ya que los hidratos de carbono cubren casi en su totalidad la función energética necesaria para la contracción muscular, siendo las proteínas las encargadas de la restauración, no de la energía. Solamente en los casos en los cuales el cuerpo esté en crecimiento, ya sea en estatura o en volumen muscular, pueden ser necesarias cantidades mayores de proteínas, algo que

obviamente no se da en el adelgazamiento, en el cual lógicamente perderemos peso y volumen.

Existen, no obstante, otras demandas más altas de proteínas que pueden aconsejar aumentar nuestra ración alimentaria, como son las quemaduras, las heridas y los traumatismos, ya que en estos casos el organismo necesita restaurar tejidos y provocar el crecimiento acelerado de otros, lo que solamente se puede lograr mediante un aporte de proteínas adecuado.

Los excesos

Los excesos de proteínas no están suficientemente explicados a la población, ya que solamente se mencionan los excesos de azúcar, sal, calorías y grasas. Sin embargo, el primer síntoma de un exceso de proteínas es una sangre espesa, densa, que circula lentamente por el torrente sanguíneo y es capaz de almacenar gran cantidad de grasas y residuos. También se notan trastornos articulares a causa del exceso del ácido úrico que se genera en su metabolismo, problemas renales por el exceso de urea, insuficiencia biliar, dolores de cabeza e hipertensión arterial. Por eso, cuando los enfermos realizan una dieta vegetariana, libre de proteínas y grasas animales, la mejoría en su estado general es muy intensa y se pueden perder bastantes kilos extras. Esta dieta proporciona apenas 50 gramos de proteínas por kilo de peso, suficiente para el metabolismo muscular y hormonal, necesi-tándose cantidades menores en los sujetos que pesen menos de 70 kilos. Solamente en los casos en los cuales se necesiten cantidades extras se justificaría un aumento de la ingesta, como puede ocurrir en las dietas de adelgazamiento muy drásticas, con disminución del aporte calórico. Los hidratos de carbono no se pueden eliminar de estas dietas, ya que se necesitan, entre otras

cosas, para el metabolismo de las proteínas, demostrándose que
una disminución drástica de calorías impide el aprovechamiento
de las proteínas ingeridas, lo que daría lugar a deficiencias
nutricionales serias.

Otra de las ventajas de consumir proteínas vegetales es que
junto con ellas se ingieren otros nutrientes esenciales, como
minerales, vitaminas y ácidos grasos, lo que no ocurre con las
proteínas que provienen de las carnes, que nos suministran
grasas saturadas en gran cantidad. La alimentación vegetal
permite no solamente aprovechar más las proteínas, sino que,
además, emplea más efectivamente las disponibles y las
incorpora rápidamente a la cadena energética y reparadora.

Estas son algunas mezclas de alimentos que nos suministrarán
todas las proteínas y aminoácidos necesarios:

1- Cereales con legumbres: judías con arroz, guisantes con
judías, pan de trigo.
2- Cereales con leche: pastas italianas con queso rallado, leche
con pan, copos de avena con leche, arroz con leche, postres con
leche, bocadillo de queso.
3- Legumbres con semillas: sopa de legumbres con semillas de
sésamo tostadas, sésamo con garbanzos.

Cualquiera de estas combinaciones constituye un plato de
comida perfectamente equilibrado en nutrientes, incluidas las
proteínas.

Cantidad de proteínas de algunos alimentos:

Yogur: 16 gramos / litro.
Pipas de girasol: 14 gramos en seis cucharadas.

Pan integral de trigo: 5 gramos en dos rebanadas.
Germen de trigo: 3 gramos en dos cucharadas.
Guisantes: 12 gramos en tres tazas.
Higos secos: 3 gramos por 100 de producto.
Zumo de uva: 2,5 gramos.
Ajo: 6,5 gramos.
Alcachofas crudas: 3 gramos.
Brécol crudo: 3,2 gramos.
Calabacín crudo: 4,2 gramos.
Palomitas de maíz: 12,5 gramos.
Pan de centeno: 6,5 gramos.
Pan de trigo integral: 9 gramos.
Pastas al huevo: 14 gramos.
Germen de trigo: 25 gramos.
Chocolate con leche: 7 gramos.
Huevo entero: 13 gramos.
Clara de huevo: 11 gramos.
Leche de vaca: 3,3 gramos.
Queso de Burgos: 12 gramos.
Queso de Cabrales: 27 gramos.
Queso manchego: 32 gramos.
Chuleta de ternera: 19,5 gramos.
Carne de cerdo: 18 gramos.
Carne de pollo: 20 gramos.
Merluza: 17 gramos.
Sardinas: 22 gramos.
Gelatina seca: 85 gramos.
Levadura de cerveza: 46 gramos.
Cerveza: 0,6 gramos.

Capítulo 3

OTROS NUTRIENTES BÁSICOS

Antes de someterte a una dieta restrictiva, la cual puede carecer con facilidad de algunos nutrientes esenciales para la salud, sería conveniente repasar los más imprescindibles para que, en caso de duda, tomar suplementos de aquellos que consideremos más necesarios.

Junto a las funciones que cada uno tiene en el organismo se incluyen algunos síntomas de su carencia, los cuales seguramente no aparecerán durante un régimen corto, pero sí con bastante probabilidad si la dieta se mantiene durante varias semanas. En el supuesto de que alguno de los síntomas descritos ya se hubiera manifestado anteriormente, como consecuencia de algún otro régimen o simplemente por una nutrición errónea, deberemos tenerlo muy en cuenta y tomar los suplementos que necesitemos. Tanto las vitaminas como los minerales no engordan, pero ayudan a que el cuerpo funcione correctamente y a que la piel se mantenga sana.

Estos suplementos los podemos adquirir en cualquier farmacia o también en forma orgánica en las tiendas de herbodietética. Dejémonos asesorar por un especialista antes de consumir dosis altas de cualquiera de ellos.

VITAMINAS

Vitamina A

Funciones
Favorece el crecimiento.
Protege a los epitelios de las vías respiratorias.
Mantiene la buena salud de la visión.
Es necesaria para las funciones de las glándulas endocrinas.
Mantiene la piel sana y refuerza el sistema defensivo.
Tiene propiedades antioxidantes y por tanto prolonga la vida.
Deficiencias
Mala adaptación a la oscuridad. Ceguera, ulceraciones de la córnea y orzuelos de repetición.
Caída del cabello.
Piel seca, sin grasa.
Baja resistencia a las infecciones de vías respiratorias y urinarias.
Cálculos renales.

Vitamina B1

Funciones
Mantiene la integridad del sistema nervioso.
Interviene en el metabolismo.
Interviene en la formación de la acetilcolina.
Necesaria en los procesos digestivos.
Deficiencias
Alteraciones cardíacas, con taquicardias y palpitaciones.
Nerviosismo.
Mala memoria.
Falta de tono muscular.
Neuralgias y neuritis.
Beriberi e intolerancia al alcohol.

Vitamina B2

Funciones
Interviene en el metabolismo energético.
Necesaria para el crecimiento.
Interviene en la integridad de la visión.
Mantiene la piel en buen estado.
Deficiencias
Boqueras.
Vascularización de la córnea.
Piel grasa alrededor de la nariz.
Caída del cabello.
Arrugas y lunares.
Problemas nerviosos depresivos.
Inflamación de la lengua.

Vitamina PP

Funciones
Esencial para el sistema circulatorio.
Mantiene la piel en buen estado.
Interviene en los procesos digestivos.
Deficiencias
Problemas circulatorios.
Alteraciones de la piel, incluso con formación de ampollas.
Problemas digestivos con náuseas y diarreas frecuentes.
Quistes sebáceos.

Ácido pantoténico

Funciones
Protege los epitelios y las funciones hepáticas.

Deficiencias
Depresiones.
Pies ardientes.
Trastornos hepáticos.
Afecciones de piel con llagas.
Caída del cabello, canas.
Calambres.
Diarreas.

Vitamina B6

Funciones
Interviene en el metabolismo de las grasas y proteínas.
Necesaria para las funciones cerebrales.
Necesaria para el metabolismo del calcio y la formación de hemoglobina.
Protege la piel.
Deficiencias
Eccemas.
Piel y pelo graso.
Problemas de memoria y de circulación cerebral.
Alteraciones del sueño.
Deficiencias musculares, escaso desarrollo.
Arteriosclerosis, parkinsonismo.

Vitamina B12

Funciones
Necesaria para la formación de los glóbulos rojos.
Interviene en el metabolismo de las proteínas.
Necesaria para el crecimiento.
Interviene en el buen funcionamiento del sistema nervioso.

Deficiencias
Anemia.
Neuralgias, reumatismo.
Debilidad nerviosa.
Alergias, neuritis, fatiga.

Vitamina C

Funciones
Necesaria en la formación del colágeno.
Interviene en el buen funcionamiento del sistema inmunitario.
Necesaria para las funciones suprarrenales.
Necesaria para la formación de huesos y dientes.
Necesaria la coagulación sanguínea y la producción de hemoglobina.
Deficiencias
Encías sangrantes, escorbuto.
Mala resistencia a las infecciones.
Hemorragias en general.
Cataratas.
Hipotensión.
Ulceras gástricas.
Dolores articulares.

Vitamina D

Funciones
Imprescindible en el metabolismo del calcio y el fósforo.
Necesaria para la formación de huesos y dientes.
Deficiencias
Raquitismo.
Irritabilidad.

Debilidad.
Abdomen hinchado, piernas arqueadas.
Baja resistencia a las enfermedades infecciosas.

Vitamina E

Funciones
Interviene en la formación y producción de las hormonas sexuales.
Necesaria para la maduración de las células reproductoras.
Necesaria para la buena formación de los órganos sexuales.
Tiene potentes propiedades como antioxidantes.
Protege y potencia la acción de la vitamina A.
Evita la degeneración vascular, hepática y muscular.
Deficiencias
Abortos repetidos.
Esterilidad.
Envejecimiento prematuro.
Mal aprovechamiento de los ácidos grasos esenciales.
Distrofias musculares.

Vitamina F (ácidos grasos esenciales)

Funciones
Imprescindible para regular los niveles de colesterol.
Interviene en mantener la integridad de la vaina de mielina.
Necesaria en las funciones cerebrales y nerviosas.
Necesaria para la elasticidad de la piel.
Necesaria para la producción de lágrimas.
Deficiencias
Alergias.
Esclerosis.

Degeneración grasa del hígado.
Exceso de colesterol.
Piel y pelo secos.
Arteriosclerosis.

Vitamina K

Funciones
Imprescindible en la formación de protrombina.
Necesaria para mantener la integridad de la flora intestinal.
Deficiencias
Hemorragias en general.
Hepatopatías.
Sabañones, hematomas.
Encías sangrantes.

MINERALES

Calcio

Funciones
Decisivo en la formación de huesos y dientes.
Necesario para la coagulación sanguínea.
Interviene en la contractura muscular y cardiaca.
Deficiencias
Mala formación de huesos y dientes.
Alergias.
Irritabilidad nerviosa.
Mala contractura muscular.
Defectos en la coagulación, hemorragias.

Fósforo

Funciones
Necesario en el metabolismo del calcio.
Necesario en la producción de la energía.
Deficiencias
Mala memoria.
Escasa fuerza muscular.
Hipercalcemia.
Huesos frágiles.

Hierro

Funciones
Imprescindible en la formación de la hemoglobina.
Deficiencias
Anemias.
Piel pálida.
Dificultad respiratoria.
Cansancio crónico.
Sudores.
Enfermedades cardíacas.
Hipotensión.
Celulitis.

Sodio

Funciones
Necesario para el equilibrio celular.
Necesario para mantener la hidratación corporal.
Necesario para mantener la presión arterial.
Necesario para la digestión.

Deficiencias
Deshidratación.
Hipotensión.
Malas digestiones, gases, abdomen abultado.

Potasio

Funciones
Imprescindible en la vida celular.
Necesario para mantener el equilibrio hídrico corporal.
Necesario en el metabolismo del nitrógeno.
Deficiencias
Edemas, especialmente de tobillos.
Alteraciones cardíacas.
Retención urinaria.
Mala función renal.
Irritabilidad nerviosa.
Mala relajación muscular y nerviosa.

Magnesio

Funciones
Necesario para el funcionamiento del sistema nervioso y muscular.
Necesario para el buen estado de articulaciones y cartílagos.
Necesario para el peristaltismo intestinal.
Deficiencias
Estreñimiento.
Articulaciones y huesos dolorosos.
Sueño inquieto, nerviosismo.
Intoxicaciones.
Mala relajación muscular, contracturas.

Manganeso

Funciones
Interviene en la mayoría de los procesos enzimáticos.
Necesario para el crecimiento y el parto.
Deficiencias
Alergias.
Jaquecas.
Parto que se retrasa.
Crecimiento retardado.
Mala función hepática.

Azufre

Funciones
Forma parte de las proteínas del pelo y uñas.
Interviene en la formación de la bilis.
Deficiencias
Enfermedades de piel.
Seborrea.
Hígado graso.
Alopecia, uñas quebradizas.

Sílice

Funciones
Forma parte de los huesos y los dientes.
Interviene en la formación del pelo y las uñas.
Deficiencias
Ligamentos flojos.
Esguinces de repetición.
Osteoporosis.

Uñas con manchas blancas.

Yodo

Funciones
Esencial para el buen funcionamiento del tiroides.
Interviene en el metabolismo.
Esencial en el crecimiento de estatura.
Necesario en el desarrollo cerebral.
Deficiencias
Bocio.
Hipotiroidismo.
Obesidad.
Sueño, cansancio.
Lentitud en los movimientos.

Cobre

Funciones
Interviene en la formación de la hemoglobina.
Necesario para la absorción del hierro.
Interviene en el sistema defensivo.
Interviene en la síntesis de la melanina.
Deficiencias
Mala resistencia a las infecciones.
Mala pigmentación de la piel y el pelo.
Enfermedades reumáticas.

Flúor

Funciones
Forma parte de la estructura de los dientes y huesos.

Deficiencias
Caries dentales.
Osteoporosis.

Nota:
En la obesidad son especialmente importantes el yodo, sílice, hierro, cromo y potasio.

EL AGUA

A estas alturas ya quedan pocas personas que piensen que el agua engorda, del mismo modo que cada vez son menos los que creen que el agua mineral embotellada pueda tener alguna propiedad adelgazante. Si la creencia primera era fruto de la ignorancia, la segunda es solamente una manipulación publicitaria que no entendemos porqué se tolera.

El agua supone el 60 por 100 del peso total de un varón adulto y un 55 por 100 del de la mujer, aunque en ambos la importancia para la supervivencia es prácticamente igual; bastan unos pocos días sin beber para morir, aunque en niños pequeños pueden ser suficientes unas pocas horas en casos de vómitos o diarreas. Una pérdida que implique el 20 por 100 de las reservas totales orgánicas puede ser mortal.

pero junto a estas pérdidas drásticas de agua están otras, más larvadas, que pueden suponer entre un 5 y un 10 por 100, y que apenas son consideradas de importancia por quienes las padecen. Un día de fuerte sol, ejercicio intenso, enfermedades febriles o el tomar medicamentos diuréticos, son suficientes para producir una deshidratación paulatina que quizá pase inadvertida, incluso para la persona afectada.

En la sangre existe un promedio de cuatro litros de agua, mientras que a través de las membranas celulares pasan al día unos cincuenta litros. La mayoría del líquido es reabsorbido, menos un promedio de uno a dos litros que se eliminan por vía urinaria, cutánea y respiratoria.

El agua forma parte de nuestras células y en ella se realizan los intercambios químicos internos, sirviendo también para el proceso digestivo, absorción de nutrientes, circulación sanguínea y excreción de los residuos. No haga caso de esas personas que le dicen que no hay que beber agua durante las comidas, ya que el agua es imprescindible para que el bolo alimentario esté blando y pueda ser absorbido con facilidad. Mediante su presencia, además, las heces llegan con facilidad a la bolsa fecal y así pueden ser expulsadas sin dificultad al exterior. El estreñimiento sería la consecuencia de una carencia de agua en los alimentos (habitual en quienes comen muchos embutidos o bocadillos), motivo por el cual se recomienda beber agua, solamente agua, en todas las comidas.
El agua corporal sirve, además, para controlar el calor humano producido por los procesos metabólicos y por el movimiento muscular, ayuda a mantener la sangre y la linfa fluidas, es decisiva para el buen funcionamiento articular por su presencia en el líquido sinovial, y es vital para el buen funcionamiento de los riñones.

La alimentación normal suele proporcionar unos 1.500 centímetros cúbicos, salvo que prescindamos totalmente de sopas, vegetales o frutas, ya que los alimentos sólidos solamente pueden aportar una pequeña proporción.
Las necesidades diarias de una persona con actividad normal y una salud estable se pueden cifrar en unos 20 c.c. por kilo de

peso corporal, lo que en un individuo de 70 kilos equivale a 1.400 c.c., pero esta cantidad se refiere a la que debe proporcionarse con el agua simple, no con la alimentación sólida. Por desgracia, salvo en los meses de verano, casi nadie reconoce que beba ni siquiera un litro de agua al día. Alegan que no tienen sed y que están convencidos de que a través de los alimentos ya reciben su ración diaria, pero lo que no saben es que el centro de la sed, situado en el hipotálamo, pierde su facultad para darnos la señal de aviso si lo dejamos adormecer. Es el mismo ejemplo que se da en una persona que no acuda al servicio cuando tiene necesidad de ir; de continuar con esta actitud durante muchos meses el reflejo de evacuar se pierde y se declara el estreñimiento crónico. Con la sed ocurre lo mismo, especialmente en los ancianos y en los niños, pero en este caso es por falta de experiencia.

Puesto que el agua no engorda (no aporta ni un gramo de calorías ni de grasa) y ayuda a eliminar toxinas y a evacuar los excrementos, recomendamos que antes de acostarse se beba por lo menos un vaso lleno de agua. Esto ayudará a hidratar la piel, evitar el estreñimiento y facilitar la labor de los riñones.

Contenido en agua de los alimentos

Azúcar y aceites: 0% de agua.
Harina, legumbres, chocolate: entre un 5 y un 25 %.
Salchichón y similares: entre un 25 y un 50 %.
Carnes, pescados, huevos, pan: entre un 50 y un 75 %.
Patatas, plátanos: entre un 75 y un 85 %.
Verduras frescas, leche, frutas con jugo: entre un 85 y un 95 %.

Capítulo 4

APETITO Y METABOLISMO BASAL

Algunas soluciones para adelgazar

Dos mandamientos de oro:

1. Adelgace muy lentamente, no más de dos kilos por mes.
2. No siga el régimen si cae enfermo.

Estas son algunas normas generales aplicables a cualquier tipo de persona y peso:

- Al principio, evite solamente aquellos alimentos que se consideran perjudiciales, no por su contenido calórico sino en cuanto a su procedencia. En este sentido, empiece por eliminar todo aquello que procede del cerdo (incluidos los embutidos y el jamón serrano) y del cordero. Puede que con ello sea suficiente para que comience a perder peso paulatinamente sin pasar hambre ni perder energía.
- Si quiere seguir perdiendo peso sin esfuerzo y ganando salud al mismo tiempo, tenga en cuenta que los alimentos más saludables son aquellos que están más lejos de nuestra escala evolutiva. Me explicaré: cuanto más similar a nosotros, a los humanos, es el alimento, más perjudicial es, por paradójico que le pueda parecer. No es una casualidad que los trasplantes de corazón, órganos y piel, no se puedan realizar con efectividad por problemas de rechazo y ese problema persiste incluso cuando se trata de miembros de la misma familia. A corto o largo plazo, el cuerpo termina rechazando lo que no es suyo.

Algunas tonterías que usted habrá oído:

El azúcar engorda: **Falso.**
Lo que engorda es ese azúcar blanco que nos venden en las tiendas. Está tan refinado que además de robarnos minerales y provocarnos acidez en el estómago y dientes, se trasforma en grasa en cuanto nos descuidamos. El azúcar moreno integral no engorda y es beneficioso para la salud, al mismo tiempo que nos calma la sensación de hambre y nos ayuda a no comer tanto.

El tabaco adelgaza: **Falso.**
Si usted no ha fumado en los últimos años no crea que por empezar a fumar adelgazará ni un gramo. Lo que ocurre a los fumadores que dejan el vicio es que la falta de nicotina les produce un síndrome de abstinencia que les obliga a comer más. Bastaría con suplir el tabaco por esos chicles o parches de nicotina que se venden en las farmacias para que el síndrome no se produjera.

El pan integral no engorda: **Cierto**.
pero estamos hablando del auténtico pan integral que se vende en las tiendas especializadas. Ese otro pan que se encuentra en las panaderías es solamente pan elaborado con harina blanca, refinada, al cual se le ha añadido salvado (refinado.) Ni tiene levadura integral, ni sal marina. De todas maneras, cualquier alimento produce calorías, en menor o mayor proporción, y ninguno es capaz de adelgazar. Lo que ocurre es que los alimentos integrales engordan bastante menos que los refinados, pero si los come en abundancia ganará peso de igual modo.

Hay que beber poca agua porque también engorda: **Falso.**

El agua no engorda y es vital para la salud y especialmente para la belleza del cutis. Bebiendo mucho se contribuye a una mejor eliminación de sustancias tóxicas y se pierde algo la sensación de hambre.

Las proteínas no engordan: **Falso**.
Las proteínas son alimentos que generan calorías e intervienen en el metabolismo energético. La diferencia es que se transforman en grasas con mayor dificultad, pero aunque se alimente de filetes a la plancha, engordará igualmente.

Eliminando el aceite de la comida se adelgaza: **Falso.**
Lo que engorda son las grasas saturadas, presentes en los alimentos cárnicos. Los aceites vegetales son muy necesarios para la salud y contribuyen a adelgazar, siempre y cuando los tomemos en crudo o muy poco calentados.

La fruta hay que tomarla al principio de las comidas: **Falso.**
No aporta ventajas de ningún tipo comerla antes o después, como no sea mitigar el hambre si las come a media mañana.

Adelgazar siempre es beneficioso para la salud: **Falso**.
Si la obesidad es un factor de riesgo para coger enfermedades, las dietas de adelgazamiento también lo son. No olvide que está privando a su cuerpo de una cantidad de comida a la que ya está habituado. Si rompe bruscamente esta tendencia perderá vitalidad, posiblemente caerá en una depresión, y de continuar con una dieta drástica caerá enfermo.

Haciendo deporte se adelgaza: **Cierto.**
pero siempre y cuando no aumente su ración de alimentos. Lo que suele ocurrir es que la persona que no ha realizado ninguna

actividad deportiva antes y comienza a realizarla junto con un régimen, para poder soportar la nueva actividad comerá más casi sin darse cuenta. También es frecuente observar que con la práctica de una actividad física, aunque no se adelgace significativamente, el cuerpo gana belleza, se moldea mejor y al final habrá conseguido lo que quería: estar sano, fuerte y con un cuerpo más hermoso, pero no debe confundir deporte con ejercicio físico. El deporte implica competición, deseos de ganar y esto no es saludable. Por el contrario, la preparación física individual, el ejercicio físico placentero y no extenuante, supone una mejora para nuestra salud.

El ejercicio para que sea eficaz debe ser intenso. Hay que sudar: **Falso.**
El ejercicio debe ser un placer, no una tortura. El ejercicio practicado con moderación le hará perder peso poco a poco.

Es importante tomar mucha fibra: **Falso.**
Tome la fibra que se encuentra en los alimentos vegetales, sin añadir ni un gramo extra. Si come fibra adicional solamente conseguirá acelerar el tránsito intestinal, tener diarreas y perder sales minerales y vitaminas importantes.

Las vitaminas engordan: **Falso.**
Las vitaminas ni engordan ni dan energía, pero son esenciales para conservar la salud y la vida.

Es mejor adelgazar en grupo: **Cierto.**
Si emprende una terapia de adelgazamiento es mejor que se sienta acompañado por personas que estén haciendo lo mismo. Si no es posible, al menos pida a su familia que colabore con usted y le apoye.

Hay personas que serán gordas toda su vida, hagan lo que hagan: **Falso**.

En época de guerras hay muy pocos gordos y ninguno entre la población que pasa hambre. Si alguna vez ha visto una foto de un campo de concentración no verá ningún gordo, salvo los carceleros.

Los gordos padecen más enfermedades que los delgados: **Cierto.**

Aunque tampoco la delgadez es una garantía de salud. Es mejor estar gordo que pasar hambre. Lo que ocurre con los obesos es que tienen más factores de riesgo para contraer enfermedades, pero ello no implica la certeza de que van a caer enfermos.

Lo que nunca debería hacer

Estos son algunos consejos para que lleve bien su programa de adelgazamiento y no cometa errores:

1. No tome diuréticos ni anfetaminas para adelgazar, aunque se los recomiende un médico.
2. Cualquier medicamento para la obesidad cuya composición termine en "amina" se trata de una anfetamina enmascarada.
3. No tome medicamentos elaborados expresamente para usted y que no cuenten con registros de sanidad.
4. No tome tampoco extractos de tiroides. Si su médico se los prescribe le aconsejo que consulte a otro médico. Antes que su estética está su salud.
5. No tome laxantes, ni siquiera naturales, al menos durante un período superior a siete días.

6. No realice un régimen menor de 1.800 calorías/día. El cuerpo humano necesita esa cantidad solamente para sobrevivir y algunas más para las funciones energéticas y de reparación. Un buen régimen nunca debería ser inferior a las 2.200 calorías/día, ya que el secreto no está en las calorías, sino en la procedencia de esas calorías y la continuidad.

Algunos trucos para adelgazar:

• Prescinda del coche. No solamente le perjudica su fortaleza física y su espalda, sino que le atrofia todo el cuerpo. Es una incongruencia ir en coche a un gimnasio. Si puede elegir, camine simplemente.

• No acuda al supermercado cuando tenga hambre. Haga sus compras después de comer o a media tarde.

• Cocine sus propios platos. Los cocineros suelen tener menos apetito que los demás.

• Realice al menos un día a la semana de ayuno parcial, comiendo solamente fruta o zumos vegetales.

• Beba solamente agua, incluso del grifo. No la cambie por ningún tipo de bebida y no se gaste el dinero en las llamadas aguas minerales; no las necesita.

• Cambie la sal refinada por la sal marina; contiene yodo, bromo y oro, entre otros oligoelementos vitales.

• Mastique lentamente la comida, pero no la deje en la boca mezclada con la saliva excesivamente. Una vez triturada hay que tragarla inmediatamente.

• No pierda más de dos o tres kilos al mes. Así ganará salud, fortaleza y no recuperará posteriormente los kilos perdidos.

• Procure que los platos de comida sean atractivos y tengan un buen olor. Una dieta monótona e insípida se abandona enseguida y se digiere mal.

• Tire la báscula al cubo de la basura. Es mejor utilizar el espejo y la propia ropa como referencia.

• Siéntese siempre con elegancia, no abandone su cuerpo y trate de recuperar al mismo tiempo su estatura y belleza.

• Si comienza a llevar mal el régimen es posible que haya sido demasiado drástico y le convenga comer algo más. Si es así, aumente su ración de alimentos integrales, incluso los cereales.

• Realice ejercicios de respiración y de relajación de vez en cuando. Moderarán su ansiedad hacia la comida.

• Si es mujer y está embarazada, no realice ninguna dieta en esos meses. Es peligroso para usted y para el bebé.

• No pretenda adelgazar por zonas, un poco de aquí y un mucho de allá. El adelgazamiento será global y quizá pierda en lugares que no desea, como los músculos o los pechos. Combinándolo con algo de gimnasia conseguirá equilibrar el cuerpo y ganar belleza.

Si también tiene celulitis quizá no consiga mejorarla con la dieta. Termine primero de perder peso y luego concéntrese solamente en combatirla.

• Una vez que haya conseguido adaptarse a sus nuevos hábitos de vida sana, no caiga nunca más en la tentación de volver al principio. Empezar con los vicios es muy fácil, lo mismo que engancharse a ellos, pero salir es muy difícil.

El metabolismo basal

Se denomina metabolismo basal al suministro energético por hora y metro cuadrado de la superficie corporal. Este proceso comprende el funcionamiento celular, el cual demanda el 80 por 100 de la energía disponible; el respiratorio (un 10 por 100), el circulatorio (un 5 por 100) y el resto, es para el tono muscular y la depuración.

Se mide después de estar en ayunas durante doce horas (normalmente se hace a primera hora de la mañana), previo reposo boca arriba durante treinta minutos y con una temperatura ambiente de 23°, estando la persona débilmente tapada con una sábana. La valoración tradicional es de una kilocaloría (Kcal) por minuto, de donde sacamos que en un día son necesarias 1.500 Kcal. Si lo medimos en kilojulios (kj) se alcanzarán los 6.000 kj por día.

Pero estas cifras de consumo energético, que deben ser suministradas diariamente mediante la alimentación, son solamente para mantener con vida a una persona en reposo absoluto, por lo que una persona con actividad normal necesitará mayor cantidad de calorías. Un litro de sudor extra, como consecuencia de una actividad física intensa, consume nada menos que 580 Kcal, existiendo también un mayor consumo energético durante el embarazo, las enfermedades (especialmente los traumatismos y quemaduras) y diariamente por el simple hecho de comer.

Tabla de calorías

La siguiente tabla es solamente una referencia y no algo inmutable que sirva para todo el mundo. En ella se mencionan las calorías consumidas en una hora en diversas actividades.

Metabolismo basal: 60
Reposo después de comer: 68
Actividades cotidianas elementales: 103
Trabajos domésticos normales: 120
Trabajos profesionales burocráticos: 120
Trabajos profesionales manuales: 360
Trabajos profesionales musculares: 480

Caminar 5 kilómetros / hora: 240
Footing de 9 Km/hora: 720
Subir 300 metros de una montaña en una hora: 480
Hacer 20 kilómetros en bici en una hora: 660
Nadar en aguas tranquilas 50 metros en un minuto: 840
Jugar al fútbol no profesional: 480
Tenis no profesional: 420
Andar por la nieve una hora: 1.200.

Si hacemos una media en cuanto al consumo calórico, en una persona adulta, varón, de 70 kilos de peso, con un período laboral de ocho horas, ocho horas de sueño y otras ocho de actividad ligera, podremos admitir como válidas las siguientes cifras:

Trabajador sedentario
500 calorías en el sueño. 825 calorías en las actividades no profesionales. 545 calorías en el trabajo. Lo que da una media de: 1.870 calorías/día.

Trabajador medio
500 calorías de sueño.
825 calorías en las actividades no profesionales.
960 calorías en el trabajo.
Lo que da una media de: 2.385 calorías/día.

Trabajador activo
500 calorías en el sueño.
950 calorías en sus actividades no profesionales.
1.920 calorías en el trabajo.
Lo que da una media de: 3.370 calorías/día.

Y eso sin contar consumos extras, como pueden ser frío intenso, sudor excesivo, embarazo o estrés. Por tanto, toda aportación calórica que no cubra estas cifras no será suficiente para mantener las necesidades corporales.

Necesidades energéticas en función del peso corporal

- Niños entre 6 a 9 años con 24 kilos de peso: 80 calorías por kilo y día = 1.900 calorías.
- Niños entre 12 a 15 años con 46 kilos de peso: 57 calorías por kilo y día = 2.600 calorías.
- Niñas entre 15 a 19 años con 54 kilos de peso: 43 calorías por kilo y día = 2.300 calorías.
- Varón adulto de 70 kilos de peso con actividad física media: 45 calorías por kilo y día = 3.200 calorías.
- Mujer adulta de 60 kilos de peso con actividad física media: 45 calorías por kilo y día = 2.600 calorías.

Estas cifras ya nos sugieren un dato muy importante: los diferentes miembros de una familia nunca deberían comer el mismo volumen de alimentos al día, ya que sus necesidades son diferentes.

Síndrome metabólico y obesidad abdominal

Las pautas nacionales más recientes para prevenir y controlar el colesterol elevado en la sangre describen un grupo de factores de riesgo llamado *síndrome metabólico*. La obesidad abdominal, la cual se define como tener una cintura grande (más 800 mm en las mujeres y 920 mm en los hombres), es parte de este síndrome. El síndrome metabólico está relacionado con la *resistencia a la insulina* (la cual puede provocar diabetes) y un mayor riesgo de contraer enfermedades cardiacas. Usted padece del síndrome metabólico si tiene por lo menos tres de los siguientes factores de riesgo:

• Una medida grande de cintura (obesidad abdominal)
• Triglicéridos elevados (200/dl o más)
• Un bajo nivel de colesterol "bueno" HDL
• Presión arterial de 140/85 o más
• Una medida de glucosa en ayunas (azúcar en la sangre) de 110 o más.

Mejorar la dieta, perder peso e incrementar la actividad física son muy importantes si usted tiene el síndrome metabólico.

Obesidad mórbida

Se refiere a la obesidad patológica o aquella que puede, por sí misma, ocasionar enfermedades y que se declara por estas cuestiones:

• Antecedentes familiares:
¿Otros miembros de la familia han tenido exceso de peso?
¿Se diagnosticó un trastorno como causa de la obesidad en otro miembro de la familia?
• Antecedentes alimentarios (antecedentes completos de los hábitos, así como los tipos y cantidades de alimentos ingeridos)
• Otros síntomas:
¿Tiene dificultad respiratoria?
¿Se despierta con frecuencia por la noche?
¿Se siente cansado o somnoliento durante el día?

¿POR QUÉ SENTIMOS HAMBRE?

Parece como si nuestro organismo no fuera capaz de autorregularse y de exigirnos comida solamente cuando verdaderamente fuera necesario. Razonablemente, si nuestro cuerpo fuera perfecto y los sistemas que regulan el apetito cumplieran su misión, no podrían existir personas obesas, mecanismo que funciona correctamente en los animales. La obesidad, salvo excepciones en animales domésticos, solamente es privativa del ser humano, lo que nos deja entrever que quizá es que de alguna manera alteramos nuestros mecanismos del hambre y los descontrolamos.

Aunque la obesidad es considerada como una concentración excesiva de grasa acumulada en el tejido adiposo producida por un exceso de calorías o grasas, si la persona no sintiera necesidad de comer obviamente no engordaría, a no ser que estuviera enferma. En este sentido, hay enfermedades, como el hipotiroidismo o la enfermedad de Cushing, ambas de índole glandular, que producen un aumento importante del peso corporal, aunque el enfermo coma poco.

Al margen de este tipo de patología, lo habitual es que las personas engorden por comer más de lo que deben y realizar menos ejercicio del que debieran, pero mientras lo del ejercicio es algo plenamente asumido y en lo que todo el mundo está de acuerdo, lo relativo al apetito o al hambre es algo más complejo y muchas veces se escapa del control de la persona.

Estas son las causas por las cuales se puede llegar a sentir hambre:

Hambre en el estómago

El dolor por hambre es algo perfectamente comprobable y es
normal que las personas lo padezcamos cuando ha llegado la
hora de la comida habitual. Los jugos gástricos suelen ser los
responsables de este dolor, ya que ejercen una labor de corrosión
que solamente se mitiga con la comida. Sin embargo, hay
personas que necesitan comer independientemente de que su
estómago esté lleno o vacío, y con el paso de los días pierden la
capacidad para percibir la plenitud de su estómago, volviendo a
comer cuando ya está lleno.

Hambre en la boca

Este síntoma no es extraño y lo vemos habitualmente en las
personas que necesitan tener siempre un chicle o un caramelo en
su boca, independientemente de que tengan hambre o no. Tam-
bién se piensa que el tabaco ocupa ese mismo síndrome y que la
adicción proviene no solamente de la nicotina sino de la
necesidad de mantener su boca ocupada, del mismo modo que
hay personas que no pueden evitar el tener siempre algo entre
sus dedos. Hay quien mueve continuamente la lengua o quien se
mordisquea los labios hasta despellejarlos, síntomas todos
similares a quienes necesitan masticar continuamente alimentos
para calmar su ansia. El problema es que, a diferencia del chicle,
los alimentos luego se tragan y se produce la obesidad. Suelen
ser personas que gustan de paladear los vinos, de masticar
ampliamente los alimentos, y presumen de ser buenos gourmet
que aprecian la buena comida.

Hambre fisiológica

Se denomina así aquella que se genera como consecuencia de
una necesidad natural para ingerir alimentos. No obstante, y
dado que este mecanismo está con mucha frecuencia alterado,

no podemos fiarnos de ello, ya que es posible que comamos alimentos que en realidad no necesitamos. Los niños necesitan acondicionar su apetito a sus necesidades reales, y esto lleva tiempo, mientras que los adultos necesitarían eliminar los condicionantes sociales que le impulsan a comer sin necesidad o a valorar como imprescindibles alimentos que son solamente un capricho para el paladar. Además de esto, existen otras causas que pueden alterar nuestro mecanismo natural para alimentarnos y entre ellas están: la alimentación deficitaria de la madre durante la gestación, la alimentación insuficiente o inadecuada (la más frecuente) desde que nacemos, la polución ambiental o los aditivos químicos de los alimentos que modifican el paladar, y especialmente los saborizantes que nos hacen comer alimentos que por si mismos son desagradables e insanos.

Hambre drogodependiente
Aunque este término pueda parecernos exagerado, lo cierto es que se trata del más habitual entre la población mundial acomodada. Se come sin necesidad fisiológica, sin hambre y hasta sin apetito. Un ejemplo de ello son los aperitivos, los cuales tienen como misión aumentar el hambre; o la costumbre de "alternar", esto es, comer y beber sin que el organismo nos demande ni alimentos ni líquidos. En ambos casos no existe necesidad para comer ni beber, pero lo hacemos por una costumbre social que nos obliga a mantener la boca ocupada mientras hablamos. La costumbre está tan arraigada que cuando alguien nos invita lo hace casi exclusivamente para comer o beber y se considera a una persona muy descortés si en su casa no nos ofrece algo que llevarnos a la boca. Con el tiempo, alimentos que solamente deberían consumirse esporádicamente, como los dulces, el vino, los licores o los canapés, pasan a formar parte de nuestra ración diaria de alimentos, pero a unas

horas del día improcedentes y en las cuales, lógicamente, no tenemos hambre. Todo esto lleva a una dependencia en el consumo de estos subproductos alimentarios, hasta el punto de que nadie parece ya prescindir de ellos. Entre los que provocan adiciones tan fuertes como las drogas están: el chocolate, el café, el azúcar refinado, el alcohol en general y la sobrealimentación.

Hambre psicológica

Aunque se pudiera pensar que es un tipo de hambre que afecta solamente a las personas con problemas de conducta o de humor, lo cierto es que en este tipo de trastorno habría que incluir a aquellas personas que comen solamente por agradar a los demás, que lo hacen siempre a la misma hora de manera rutinaria, o aquellos que consideran el momento de la comida como un placer sublime, más allá de cualquier necesidad fisiológica. Viven para comer y no al revés, como sería lo lógico. pero algo más importantes son los trastornos de conducta que obligan a comer, como son la frustración, la ansiedad y las depresiones. En estos enfermos la comida constituye un refugio para sus angustias, aunque el efecto es tan pasajero que su problema no queda resuelto y necesitan volver al cabo de pocas horas a ingerir alimentos, incluso sin necesidad fisiológica. Hay personas, especialmente mujeres, cuya obesidad es un refugio y una excusa para no intentar encontrar pareja y se vanaglorian de no necesitar compañía, aunque en su interior la necesiten ardientemente. Dan explicaciones a cuantos están a su alrededor en el sentido de que nadie las quiere a causa de su gordura y culpan, por tanto, a sus amistades de no encontrar en ellas su verdadero mérito humano, pero una simple dieta de adelgazamiento pondría las cosas en su justa medida, que no es otra que el miedo al fracaso o al sufrimiento, postura igualmente comprensible que podría resolverse con una pareja adecuada.

Y ahora, antes de comenzar a enseñarle a comer, no olvide que:

▪ Estar gordo no va unido a estar enfermo. Las estadísticas no nos hablan de que junto a la gordura suelen existir un montón de malos hábitos de vida, verdaderos causantes de las enfermedades. Una persona que sobrepase un 30 por 100 su peso "ideal" no tendrá mayor predisposición a padecer enfermedades si lleva una alimentación equilibrada, integral, y hace algo de ejercicio, además de no consumir tabaco, alcohol y tener un trabajo adecuado a sus necesidades.
▪ Bajar de peso de una manera definitiva requiere meses y hasta años. La persona que le haga bajar de peso en pocas semanas es un mal profesional.
▪ Lo importante es su salud, no su estética.
▪ La mejor báscula es el espejo. Si sus proporciones son armónicas, teniendo en cuenta su edad y actividad física, no debería bajar de peso, aunque le indiquen lo contrario.
▪ Bajar de peso rápidamente le hará enfermar.
▪ Es posible que a pesar de hacer dieta aumente de peso.
▪ Si usted lleva una vida sedentaria y pretende recuperar su figura solamente con la alimentación, perderá tiempo, salud y dinero.
▪ Ninguna pastilla o medicamento le hará tener una figura esbelta.
▪ No pretenda detener el efecto de la edad. Sus caderas a los cuarenta años nunca serán como cuando tenía veinte. No intente, por tanto, juzgar una dieta teniendo en cuenta la ropa que se

ponía hace cinco años. Con el tiempo nos hacemos más bajos y más anchos; es la ley de la gravedad.

¿POR QUÉ ENGORDAMOS?

Se han dicho tantas cosas sobre las causas de la obesidad que menospreciamos quizá las facetas más elementales. Que el ser humano tenga esa tendencia casi universal y crónica a ganar peso en cuanto se descuide no parece lógico, llegando a hacernos creer que algo falla en nuestro sistema de regulación interno. Si comparamos la inclinación a ganar kilos con otros instintos corporales veremos que el cuerpo no se comporta tan erróneamente como creemos y que incluso la obesidad es uno más de los mecanismos de adaptación y no una enfermedad.

Cuando decimos que el ser humano tiene un instinto sexual muy intenso, continuado y hasta incontrolable, explicamos que se debe a la necesidad de conservar la especie. Del mismo modo, nuestro instinto de supervivencia nos hace agresivos cuando nos atacan y tendemos igualmente a proteger a nuestros hijos de los accidentes sin reflexión alguna, ya que nuestra naturaleza nos impulsa a ello.

La necesidad diaria de comer es también una defensa de nuestro cuerpo, pues las demandas energéticas son muy altas, al menos si las comparamos con el resto de las especies, y no admiten muchas pausas. Desde que nacemos empleamos todas nuestras capacidades físicas y mentales para asegurarnos la comida y solamente en casos de deseo suicida somos capaces de limitar la ingesta de alimentos. No es extraño, por tanto, que tengamos tendencia natural a engordar y que ello nos haga pensar si ganar kilos con el paso de los años es una adaptación más a la supervivencia y no un problema de salud, como hasta ahora hemos creído.

Incomprensiblemente solemos juzgar despectivamente a la gente obesa y les criticamos su desmedido apetito, haciéndoles creer que son gordos porque son glotones y que bastaría conque se controlasen un poco, como todo el mundo, para mantenerse dentro del peso. Esto les crea un sentimiento de culpa y les hace someterse a privaciones, algunas veces insoportables, para comer menos de lo que en realidad su cuerpo les demanda. Frecuentemente logran perder algunos kilos, pero los ganan con la misma rapidez, como si fuera urgente que restauraran su peso cuanto antes.

Quienes tienen a su alrededor un familiar obeso suelen afirmar que no comen más que los demás e incluso que comen muy poco, al menos en proporción a su masa corporal. Cuando vemos en los restaurantes de empresa los platos que eligen las personas gordas observamos que no son más abundantes que los del resto de trabajadores, en parte porque la comida es igual para todos. Por eso nos preguntamos cómo es posible que aquello que engorda a uno, a otro no le haga ganar ni un gramo extra.

Los endocrinólogos explican este fenómeno diciendo que esas personas tienen un metabolismo más lento y, por tanto, no queman las calorías que consumen, mientras que otros especialistas lo achacan al volumen desproporcionado de su tejido adiposo, hambriento de acumular grasas. pero nuevamente nos hacemos preguntas sobre el porqué de estos fallos en el sistema regulador del peso, aunque quizá nos deberíamos preguntar la causa de estos supuestos fallos, ya que es posible que sea un mecanismo de adaptación y no un problema. De ser cierto, tendríamos que la obesidad ya no sería una enfermedad sino un mecanismo defensivo.

Por eso es razonable pensar que la obesidad no está producida por la persona, por su gula incontrolable, sino porque el cuerpo necesita más alimentos o acumular más grasas. El sistema de control, similar al termostato que controla la temperatura, se dispara y demanda más grasas y no parará mientras no disponga de la cantidad que se necesita para la supervivencia. También es posible que todo sea un descontrol, un fallo en este sistema, y que de la misma manera que los seres humanos nos comportamos erróneamente en numerosas circunstancias, e incluso nos hacemos daño voluntariamente, nuestros mecanismos internos pueden volverse locos. A partir de entonces se establece una lucha entre el apetito incontrolado y el estado de salud general, el cual puede resentirse, ganando casi siempre la batalla a esas células locas, ya que su perseverancia y voracidad son tan intensas que apenas se pueden dominar. En el otro lado tenemos a la fuerza de voluntad, el deseo de estar esbeltos y el miedo a caer enfermos a causa de una ingesta desproporcionada a nuestras necesidades, pero todo ello fracasa por agotamiento y desilusión.

Mecanismo de defensa

En las guerras se dice siempre que cuando el enemigo es más poderoso que nosotros lo mejor es no oponer fuerza contra fuerza, ya que saldríamos perdiendo, y lo mejor es tratar de controlar su poderío. Sería como el movimiento de resistencia que se crea dentro de las ciudades cuando han sido invadidas por el enemigo. No pueden evitar que el poderoso haya impuesto su voluntad, pero al menos controlarán su daño.
En este sentido, el ejercicio parece actuar como regulador de los depósitos de grasa, aunque debe realizarse de manera continuada y con una intensidad moderada. Así quedaría explicado por qué

la gente engorda cuando envejece, época que coincide con una disminución grande en sus actividades físicas. Ya no se trata solamente de la suspensión de las actividades deportivas, sino también de una ralentización en los movimientos cotidianos, quizá porque las energías disminuyen inexorablemente.

Llegado a este punto, la persona obesa se encuentra inmersa en una lucha continuada contra su peso, la pérdida de la estética anterior y un hambre que no cesa. Su psiquismo se altera, cree que el hambre es más voraz que antes, se convierte en una obsesión, y acude con frecuencia en demanda de ayuda para no sentirse culpable. Haciendo un esfuerzo sobrehumano, logra disminuir la cantidad de alimentos, lo pasa muy mal por ello, y llega a un punto tal que solamente piensa en enormes platos de comida que le calmen su angustia y le devuelvan las energías perdidas. Solamente con saltarse el régimen en una ocasión todo vuelve a la normalidad, del mismo modo que un drogadicto se tranquiliza cuando de nuevo toma la droga que necesita. El cuerpo, mucho más poderoso que la voluntad, consigue establecer así su punto exacto de regulación.

Tan poderoso es este mecanismo que cuando una persona delgada decide ganar kilos de más también encuentra dificultades para ello y, del mismo modo que el apetito puede aumentar, puede declararse una fuerte anorexia que haga aborrecibles los alimentos. En ese momento se comienza a adelgazar y este proceso no se detendrá hasta que el cuerpo lo estime necesario, algo que ocurre en la mayoría de las enfermedades infecciosas durante las cuales el apetito queda prácticamente anulado, especialmente cuando hay fiebre. No tendría sentido administrar calorías en un cuerpo que está febril.

No forzar al organismo

Los intentos para que los niños coman más, que aumenten de peso, están condenados al fracaso cuando son intensos y si insistimos, les puede conducir a una enfermedad tarde o temprano. Esta costumbre tan generalizada -obligar a un niño a que ingiera toda la comida-, incluso abriéndole forzadamente la boca, es propia de mentes ignorantes que creen que con ello hacen un bien, o de personas que ignoran totalmente cualquier concepto sobre nutrición. Por mucho que una persona insista en comer más de lo que necesita no conseguirá engordar apenas unos gramos, salvo que su genética le faculte para asimilar ese exceso de comida.

El problema con la obesidad y el peso correcto es que los médicos se mueven entre cifras estándar, cifras medias, y pretenden que toda la población entre dentro de esos cánones. Según este criterio, toda persona que se salgan por arriba o por abajo del peso medio se le considerará como obeso o con sobrepeso, mientras que quienes se mantienen dentro de esas tablas universales serán felicitados. La conclusión es que el peso adecuado es aquel en el cual nos encontramos cómodos, felices y saludables, independientemente de lo que indique la báscula. Las dietas drásticas, en las cuales pasar hambre sea la ley irrenunciable, constituyen un error médico difícil de apoyar y asumir.

Capítulo 5

LAS DIETAS ADELGAZANTES

Antes de someterse a una dieta adelgazante debe tener en cuenta las siguientes cuestiones:

1. Adelgazar no siempre supone mejorar la salud ni la fortaleza. En muchas ocasiones se pierden ambas.
2. No se trata de pasar hambre, sino de comer mejor.
3. No declare la guerra a las calorías; el problema no es tan simple.
4. No realice conjuntamente una dieta drástica con ejercicio intenso.
5. Beba mucha agua.
6. Suspenda la dieta si cae enfermo.
7. No pretenda bajar de peso en un mes. Si ha tardado varios años en ser gordo, necesitará también muchos meses para recuperar su figura.
8. No tome como patrón de referencia a las modelos de pasarela.
9. Si come inadecuadamente, es posible que gane kilos a pesar de comer poco.

He aquí unas reglas de oro para bajar de peso:

1. Muévase con rapidez en sus quehaceres cotidianos.
2. Realice ejercicios de estiramiento todos los días.
3. Coma solamente cuando tenga hambre.
4. Es mejor comer varias veces al día que realizar dos comidas abundantes.

5. Necesitará un año de tratamiento para bajar de peso sin perjudicar su salud y sin que posteriormente vuelva a coger los kilos perdidos.

La dieta del doctor Atkins

Este controvertido doctor en medicina química pasó de la popularidad más asombrosa al desprestigio total en un plazo cortísimo. Se hizo multimillonario con su régimen supresor de los hidratos de carbono, sus libros fueron éxitos mundiales, y en pocos meses fue la referencia obligada para todo médico que quería criticar las dietas de sus colegas. En la actualidad, ya quedan pocas personas que sigan sus postulados y mucho me temo que sea con razón.

Este doctor afirma que el problema reside en los hidratos de carbono, especialmente los azúcares, ya que una vez ingeridos parece ser que se elabora una enzima que hace penetrar este azúcar en el tejido adiposo y convertirse en grasa. También insiste en que con su método no es necesario pasar hambre y que se puede comer toda la cantidad de grasas y proteínas que se quieran, sin límite. No declara la guerra a las calorías y considera que las proteínas son el alimento ideal para el hombre. Las personas que aún lo siguen pueden acudir a comer a restaurantes y pedir comidas ricas en mantequilla, grasas, frituras y mayonesas, con lo cual nadie diría que están realizando un tratamiento contra la obesidad.

Aspectos positivos

Los resultados prácticos son importantes los primeros días, especialmente por la pérdida tan grande de agua, aunque habría que matizar que no hay tal pérdida sino un aumento de la combustión interna, lo que se traduce en una mayor demanda del agua necesaria para apagar esa combustión. Nuestro cuerpo, en este sentido, no es diferente a un motor de combustión interna, ya que todo aumento de calor requiere un enfriamiento proporcional.

Aspectos negativos

Recomienda comer alimentos altamente perjudiciales, como son los embutidos, carne de mamíferos y mantecas, sean fritos o en salsa. También insiste en una dieta abundante en proteínas, lo que a largo plazo deteriorará la salud, especialmente por la alta producción de ácido úrico. En esta dieta hay pobreza en verduras, frutas y alimentos energéticos, pocos líquidos y fibra. Todo ello tiene por fuerza que conducir a una alteración de la salud a corto y medio plazo con enfermedades como el estreñimiento, la arteriosclerosis, la gota y la litiasis renal. Posteriormente también son frecuentes las hepatopatías por sobrecarga grasa, la formación de cálculos biliares, y una disminución del glucógeno hepático que provoca disminución de la fuerza muscular. Si la carencia de glucosa es muy alta (como consecuencia de la disminución de los hidratos de carbono), el cerebro se tiene que resentir, ya que sus demandas de glucosa son muy altas, lo mismo que el corazón.

Por todo ello, y aunque el adelgazamiento a corto plazo sea un hecho y las personas se sientan a gusto con este régimen tan rico en grasas y platos condimentados, las alteraciones de la salud hace que en pocas semanas lo abandonen.

La dieta de la Clínica Mayo

También declara la guerra a los hidratos de carbono y la leche, aunque afortunadamente permite las frutas. Prohíbe las grasas en general y elabora una dieta muy restrictiva durante catorce días, en los cuales se pierden una gran cantidad de kilos.

Aspectos positivos
Resultados rápidos.

Aspectos negativos
La alimentación hipocalórica es muy drástica y algunos días apenas llega a las 800 calorías, totalmente incompatibles con la salud. Sus defensores alegan que una dieta tan drástica, durante tan pocos días, no causa daño alguno, como tampoco lo causa el ayuno prolongado.

Con esta dieta se observan carencias importantes de calcio y al ser tan pobre en proteínas ni siquiera se llegan a ingerir las necesarias. Tienen razón en cuanto a que estas carencias durante tan corto espacio de tiempo no pueden alterar la salud, salvo el gran cansancio que se nota esos días, que lleva a no poder ejercer deporte alguno y, en ocasiones, se puede notar una bajada muy importante en el rendimiento laboral. Por el mismo motivo, y al ser tan drástica y de corta duración, se coge peso inmediatamente y no hay posibilidad de hacerla más suave, ya que su eficacia se basa precisamente en lo drástica que es. Si de lo que se trata es de acudir a una fiesta o lucir con soltura un traje de baño, no parece en principio muy desaconsejable, aunque existen otras opciones mucho más razonables.

La dieta disociada

Se recomienda comer cada día de la semana un solo tipo de alimento, sin limitación en cuanto a cantidad ni categoría. Están permitidos, por tanto, las frutas, carnes, dulces o huevos, pues se persigue que la persona se sacie enseguida de comer durante todo el día el mismo alimento y al final de la jornada la cantidad total sea muy pequeña. Las posibles carencias nutritivas quedarían compensadas con las comidas de los días siguientes, igualmente monótonas, y la salud no se tiene que resentir, notándose incluso una mejor digestión al no tomar diversos alimentos mezclados.

Aspectos positivos

El adelgazamiento rápido está asegurado precisamente por la monotonía de los alimentos y la poca cantidad que se consume durante el día.

Aspectos negativos

El cuerpo humano necesita una gran cantidad de nutrientes continuamente y éstos deben aportarse a diario, no en bloques repartidos durante la semana. Tal monotonía hace que muchos aminoácidos esenciales no puedan ser absorbidos en su momento al no estar presentes otros imprescindibles, y ciertas vitaminas serán eliminadas por haberse ingerido demasiadas en poco tiempo. Estas alteraciones en cuanto a los nutrientes producen deficiencias en la secreción hormonal, y sobrecargas hepáticas y biliares. Además, es un régimen que solamente se puede seguir en el hogar, ya que es imposible que en un restaurante se puedan separar los alimentos por grupos.

Dieta baja en calorías

La más extendida entre los médicos, y la más cómoda para el especialista y el público. Se establece una relación entre los alimentos y las calorías que aportan, y en función de los kilos que se desee adelgazar se comen unos u otros. En este caso no importa tanto el alimento en si, cárnico o vegetal, sino las calorías que nos aporte, no cuestionándose si es negativo o positivo para la salud.

Aspectos positivos
Adelgazamiento progresivo.

Aspectos negativos
1. No suele establecer distinciones entre personas, ya que lo importante son las calorías consumidas a lo largo del día.
2. No es un régimen saludable, pues se pueden comer toda clase de alimentos, siempre y cuando no se sobrepasen las calorías prefijadas.
3. Lo habitual es que se indiquen alimentos de preferencia, como son las carnes, y se prohíban los carbohidratos.
4. No establecen diferencias entre alimentos integrales o refinados.
5. No tienen en cuenta la procedencia de las calorías, sino solamente la cantidad.
6. Es deficitaria en hidratos de carbono complejos.
7. No se adapta a las necesidades o cambios diarios. Es muy rígida.
8. El aporte calórico está siempre por debajo del considerado como imprescindible para las labores diarias.
9. Llega a ser aburrida, porque la mayoría de los platos sabrosos aportan demasiadas calorías.
10. Produce con frecuencia arrugas prematuras en la piel y pérdida del rendimiento muscular.
11. Al no cambiar los malos hábitos alimenticios, una vez suspendido el régimen los kilos perdidos se recuperan en pocas semanas e incluso es normal aumentar de peso.

La dieta macrobiótica

Fue creada por Georges Oshawa y estuvo representada por Michio Kushi, quien tiene una industria familiar muy potente encargada de divulgar las doctrinas macrobióticas y vender los alimentos. Aunque se basa en una mezcla del vegetarianismo y naturismo, sus conclusiones no son ampliamente aceptadas por estos grupos ni, por supuesto, por los médicos.

Sus orígenes parten del mismísimo Hipócrates, el cual también insistía en que los alimentos deberían ser la mejor de las medicinas, ya que la naturaleza debe contar por lógica con todas las soluciones para el restablecimiento de la salud, pero el seguimiento de esta dieta es complicado, ya que obliga a consumir alimentos procedentes de países orientales, y eso es caro y no siempre factible. Además, esto es uno de los motivos para el rechazo de esta dieta, ya que mucha gente piensa que detrás de ella solamente existen intereses comerciales de sus divulgadores.

En la actualidad las cosas no son tan rígidas y ya existen en los mercados alimentos que antes eran exclusivos del Japón, como son la salsa de soja, la sal marina integral o las algas, que ahora proceden de países europeos y, por supuesto, a precios más reducidos. La soja se cultiva abundantemente en Estados Unidos y de este país nos llega el miso o salsa de soja, igualmente sin conservantes ni colorantes, sometido a un proceso de fermentación natural, cosa lógica en un país donde el control de calidad es el más alto del mundo.

A modo de resumen, recomiendan especialmente los cereales, las verduras (especialmente los puerros, rábanos, alcachofas, repollos o nabos), así como las semillas de sésamo, la soja, el pescado blanco y la sal marina.

Aspectos positivos

La macrobiótica se puede considerar una dieta atípica, ya que no solamente hace adelgazar, sino que ayuda al individuo a sentirse feliz y a prevenir las enfermedades. Mediante su consumo se pueden curar, o al menos mejorar, una gran cantidad de enfermedades, especialmente aquellas influenciadas o empeoradas por una dieta equivocada. De lo que se trataría es de conseguir potenciar las defensas naturales aportando elementos imprescindibles, al mismo tiempo que se suprimen aquellos que pueden perjudicar a enfermedades concretas. Por ejemplo, los enfermos de Sida no tienen ninguna precaución con su dieta y suelen consumir abundancia de dulces, productos lácteos y mucha fruta tropical, algo que se considera perjudicial en las enfermedades degenerativas. Esto provoca una hipoglucemia crónica por efecto de rebote y con ello un aumento de la acidez y la mucosidad. El virus encuentra entonces un terreno adecuado para establecerse y desarrollarse, haciendo casi imposible la curación.

Otros de los aspectos que no se olvidan son la relación del individuo con su entorno y cómo le influye en su psiquismo. Las vibraciones exteriores nos entran por los ojos, el olfato, el tacto, el oído y la piel, actuando sobre el sistema nervioso y difundiéndose por el resto del cuerpo. Por eso es necesario comer correctamente e incluso cocinar con sabiduría, ya que obviamente todo cuanto está a nuestro alrededor, y con más motivo aquello que ingerimos, tiene que tener efectos positivos o negativos sobre la salud. Además, del mismo modo que la climatología y los ruidos, por ejemplo, influyen sobre nuestro carácter y nos pueden provocar alteraciones de la salud, los alimentos deben tener este mismo tipo de influencia.

Con la dieta macrobiótica, además de adelgazar o no ganar peso, se persigue un estado mental más sereno y feliz, aunque si nuestra disposición no es en este sentido, solamente podremos lograr un bienestar físico y un cuerpo fuerte. Para cambiar la mente hay que tener el deseo de cambiarla.

Aspectos negativos

Un aspecto controvertido es el relativo a la mezcla de alimentos, en especial la unión de la sal con carne o grasas. Esta dieta sostiene que la sal no es culpable de ninguno de los males que se le atribuyen, salvo que se mezcle con grasas animales, o carnes de mamíferos o aves. Cuando la sal se añade a la salsa de soja, a las verduras, las legumbres o los cereales, no causa ningún daño y es beneficiosa para la salud, cuestión que no todo el mundo puede avalar.

Respecto a las frutas, no está en contra de su consumo e incluso se recomiendan en personas que consumen carnes, ya que al ser la carne un alimento caliente y la fruta frío, ayuda a conservar el equilibrio. Su interés se centra en los alimentos cocinados y procesados, incluyendo las frutas, recomendando pocas ensaladas crudas y frutas, estando en total oposición al cocinado con microondas, ya que en estos aparatos la cocción se realiza de dentro afuera, mientras que en el horno tradicional es al revés. Tampoco recomienda el consumo de suplementos como el polen, las levaduras o la lecitina.

Dieta depurativa

Lo primero que deberemos establecer es qué entendemos por Dieta Depurativa, ya que la palabra "depurar" para los médicos no significa nada y, sin embargo, para los naturópatas es una parte esencial en los tratamientos curativos.

Por "depurar" un organismo lo entendemos como limpiar o dejar algo en buenas condiciones para su funcionamiento. Por depurar también se entiende sacar al exterior la suciedad, lo que no sirve, los detritos acumulados y las toxinas. Explicándolo así ya vemos que indudablemente se puede emplear la palabra depurar para instaurar un proceso curativo.

En los tratamientos naturales existen una serie de plantas y remedios que son capaces de sacar al exterior, bien sea por vía renal, digestiva, cutánea o pulmonar, la mayoría de las sustancias tóxicas que permanecen en nuestro interior. En este sentido, hay una serie de enfermedades que serían imposibles de resolver de una manera definitiva si no depurásemos antes, como son las varices y hemorroides, el acné, las enfermedades eruptivas de la infancia, la bronquitis, la amigdalitis, la hepatitis o la hipertensión, entre otras. De nada valdría, por ejemplo, dilatar una arteria para que baje la tensión arterial, si esa arteria está esclerosada, llena de colesterol, calcificada y la sangre fluye con un índice de coagulación muy alto.

Entre las plantas más empleadas están:

Abedul
Bardana
Cola de Caballo
Estigmas de maíz
Rabos de cereza
Ulmaria
Fumaria
Ortiga verde
Vara de oro
Verbena
Zarzaparrilla

Curiosamente, la mayoría de las religiones del mundo entero han considerado ya este principio natural de depurarse y para obligar a los creyentes a someter a su cuerpo periódicamente a una cura depurativa, establecieron unos días al año en los cuales no se podía comer ciertos alimentos, mientras que en otros se debía realizar un ayuno casi total.

Dieta de la pirámide

En nuestro afán por estar delgados algunas veces nos olvidamos que el sabor de la comida y los nutrientes que contiene son más importantes que ponernos a dieta. Para poder mantenernos en nuestro peso ideal es necesario que comamos lo que nos gusta, aunque con moderación y siguiendo las recomendaciones que ahora explicamos. La clave de esta dieta es la variedad de los alimentos, la flexibilidad para prepararlos y la libertad de comer lo que nos apetece. El principio básico es que se debe de consumirse variedad de alimentos para nutrir el cuerpo y el número de calorías correcto. Las calorías que se recomiendan son para alcanzar y mantener el peso ideal, pero si se desea perder peso hay que incrementar el nivel de actividad física.

La Pirámide Alimenticia
De acuerdo a esta guía hay cinco grupos alimenticios, todos los grupos son igualmente importantes y no pueden reemplazarse. No se recomienda bajar más de un kilo a la semana, aunque normalmente con una dieta equilibrada se pierde entre 250 gramos y kilo por semana.

Primer nivel:
Es la base de la pirámide, y estos alimentos provienen de granos que nos proveen de carbohidratos y otros elementos vitales.

Aquí se encuentran las pastas, el maíz (las tortillas) los cereales, el arroz, el pan etc., siendo preferible que se consuman integrales. Por ejemplo, la harina común blanca es refinada y no tiene el mismo valor nutritivo que la harina integral sin refinar.

Segundo Nivel:
Aquí se encuentran las plantas, los vegetales y las frutas. Son alimentos ricos en fibras, vitaminas y minerales. Se deben de ingerir de 3 a 5 porciones de vegetales cada día y 2 a 4 porciones de frutas.

Tercer Nivel:
En este nivel se encuentran dos grupos: la leche y sus derivados, y las carnes y legumbres. Aquí se encuentran alimentos derivados de la leche como el yogurt, la leche y queso, y grupos de proteínas como la carne de pollo, pescado, frijoles, lentejas, huevos, y nueces. Son alimentos ricos en minerales esenciales como el calcio y el hierro y proteínas, siendo lo ideal ingerir de 2 a 3 porciones de estos alimentos al día.

Cuarto nivel:
La punta de la pirámide, y esto significa que de este grupo no debemos consumir mucho. Las grasas, los aceites, los postres y los dulces están aquí. La crema, los refrescos gaseosos (sodas), pasteles, repostería, los aderezos grasosos y bebidas ricas en azucares.

Se considera una porción:
1 rodaja de pan
½ taza de arroz
1 taza de vegetales verdes crudos como la espinaca
½ taza de otros vegetales crudos

¾ de taza de jugo de vegetales
1 manzana, plátano o naranja mediana
¾ de taza de zumo
1 taza de leche o 1 yogurt descremado
50 gramos de queso natural
60-85 gramos de carne, pollo o pescado sin grasa

El número de calorías que se ingiere depende del nivel de actividad física; cuanto más activa más se puede comer.
Las personas con una vida inactiva y algunas personas mayores necesitan solamente 1600 calorías al día. Las mujeres embarazadas necesitan más calorías.
Las adolescentes y los niños necesitan aproximadamente 2200 calorías al día.
Las mujeres y los hombres activos y los muchachos adolescentes necesitan 2800 calorías al día.

Azúcar añadida para 1600 calorías, 6 cucharaditas
Para 2200 calorías, 12 cucharaditas
Para 2800 calorías, 18 cucharaditas

Dieta del cosmonauta

Esta dieta recibe su nombre por su similitud a las que se les prescriben a los pilotos para que pierdan peso en poco tiempo. Aporta muy pocas calorías (400-500), por lo que se recomienda tomar vitaminas y minerales. Se aconseja para todo tipo de personas, pero sólo los días sindicados.
Duración: 2 a 3 días
Kilos perdidos: 3

Desayuno: 1 cucharada y media de leche desnatada en polvo, disuelta en agua, café o té.

Comida: 1 huevo duro o escalfado. Ensalada verde de lechuga, con limón y pimienta.

Cena: 1 rodaja de carne asada (no grasa) o 1 bistec a la plancha. En ambos casos, con ensalada.

Aspectos positivos
Es ideal como dieta de urgencia para perder un par de kilos.

Aspectos negativos
Se debe beber dos o más litros de agua al día para evitar la deshidratación, ya que se elimina peso (agua) por la orina. Sin una alimentación controlada, los kilos que se pierden se recuperan enseguida, lo que obliga a mantener esta dieta por tiempo indefinido, algo poco recomendable para la salud.

Dieta del Ayuno de Jugo y Caldo

No es el ayuno una opción exclusiva en las dietas, puesto que durante siglos los seres humanos (y también los animales), han ayunado por motivos de salud. Aunque supuestamente se trate de recomendaciones religiosas, posiblemente para dar iluminación al espíritu, lo cierto es que los ayunos periódicos tenían como finalidad mejorar la salud. La alimentación basada en el consumo de carne animal, así como el abuso en el vino, creaba no pocos problemas de salud y se necesitaba periódicamente una depuración. Los mahometanos y cristianos establecieron pronto sus épocas anuales de ayuno, lo que indudablemente redundaba en una mejora del estado físico y mental, pues no hay nada peor para la meditación que tener un estómago saturado de alimentos.

Duración: De un día a una semana.

Qué beber: Jugo de fruta ilimitado o caldo solo, además de té y agua.

Aspectos positivos

Las personas que han seguido esta dieta dicen que han notado pronto una agradable sensación de vitalidad. Y es que durante el ayuno los niveles de insulina descienden, la adrenalina sube y sentimos que algo se está movilizando positivamente en nuestro organismo.

El problema es iniciar el ayuno, pues durante las primeras horas el deseo psicológico para volver a comer es más intenso que el fisiológico. Sin embargo, quienes ayunan muchas veces se sienten alentados por su éxito a corto plazo en controlar los alimentos, ya que las señales del hambre se hacen más llevaderas y el adelgazamiento invita a continuar. La fuerza de voluntad puede incluso desarrollar hábitos alimenticios más controlados.

Aspectos negativos

El ayuno durante 12-24 horas o más, puede ocasionar fatiga primero y después mareos. Posteriormente, la reacción del cuerpo es emplear la energía de reserva y reducir el metabolismo para no consumir demasiados recursos energéticos. Hay que evitar tomar café o alcohol, pues aumentará el riesgo de deshidratación y de una posterior bajada de la tensión arterial.

Dieta del Jugo de Savia

Esta dieta tiene como alimento fundamental una bebida compuesta principalmente por limón y savia.

El sirope de savia de arce C, procedente de Norteamérica, y de la savia de palma, obtenida de palmeras crecidas en plena selva tropical, proporciona un jugo depurativo rico en minerales y oligoelementos. Altamente nutritiva y energética, puede reemplazar la ingesta de alimentos sólidos durante períodos cortos.

Duración: Aproximadamente 15 días.

Pérdida de peso: Entre 3 y 7 kg.

Dos formas de tratamiento:

El ayuno completo

Durante una semana sólo se debe ingerir el preparado de sirope de savia.

El semi-ayuno

El propósito del semi-ayuno consiste en sustituir la cena por dos o tres vasos de sirope de savia, agua y limón. La duración de este tratamiento deberá ser de 30 días, pudiendo hacer el resto de comidas normales, siempre con moderación.

También:

▪ Durante los 2 ó 3 primeros días, sólo se consumen frutas y verduras -preferentemente crudas-, algunos cereales y mucho líquido. Incluyendo un litro de bebida de savia vital.

▪ Durante los 10 días posteriores, no se consumen alimentos sólidos. La única alimentación es en forma líquida y consiste en la bebida basada en la savia vital, de la cual se deben tomar tres litros por día como mínimo.

▪ Durante los 2 ó 3 días siguientes, sólo se consumen frutas, verduras y cereales en forma moderada, de manera que el aparato digestivo se readapte a una actividad normal.

Cómo preparar la bebida de savia

En una botella de litro y medio vacía, verter el jugo de 5 a 8 limones, entre 14 y 20 cucharadas soperas de savia, una pizca de pimienta de cayena (pimentón picante) y completar la botella con agua mineral. Beber, como mínimo, 2 botellas (3 litros) de esta preparación, al día.

La pimienta de cayena puede echarse en el vaso en el momento de beber, sazonándolo a gusto.

La cantidad de savia que se use depende de las necesidades de energía de la persona.

La pérdida de peso es una consecuencia lógica de la dieta, porque junto con los desechos del cuerpo, se van eliminando depósitos grasos. La ingesta de calorías, en este caso proveniente de hidratos de carbono, es entre 700 y 900 aproximadamente.

Dieta del Slim Fast (barritas energéticas)

Esta dieta puede ser utilizada para bajar de peso y también para mantenerlo una vez que hemos alcanzado nuestro peso ideal.

Para perder peso:
 (Desayuno) Alimento
(Almuerzo) Barrita energética
(Cena) Malteada (leche descremada con malta)
Para mantener su peso:
(Desayuno) Malteada
(Almuerzo) Alimento
(Cena) Barrita energética

Después de haber alcanzado su meta, reemplace un alimento al día por una malteada y coma equilibradamente durante el resto del día. Cada vez que recupere el peso, vuelva a comenzar el plan de pérdida de peso utilizando dos malteadas o barritas energéticas al día hasta perder los kilos necesarios. Después, continúe con el plan de mantenimiento.

Barritas todos los días

Después de haber alcanzado su meta de pérdida de peso, tome una barrita todos los días para mantenerse saludable, en forma y lleno de energía. Siempre que aumente algo de peso, vuelva a comenzar el plan de pérdida de peso reemplazando dos alimentos al día hasta perder los kilos que desee.
Duración: Indefinida.

Aspectos positivos

Todo lo que tiene que hacer es poner un par de cucharadas de malta soluble y agregar leche descremada; algunos establecimientos incluso ofrecen malteadas previamente mezcladas o barras tipo golosina. Sus sabores libres de azúcar, tales como vainilla, fresa y chocolate, son atractivos para quienes tienen un paladar dulce.

Aspectos negativos

Al volver a comer alimentos sólidos todo el tiempo, probablemente recupere los kilos perdidos.

Dieta de frutas y lácteos

Se come exclusivamente un tipo de fruta y un derivado lácteo durante todo el día. Las combinaciones más comunes son plátano, leche, pomelo y requesón, aunque pudieran ser más adecuadas las fresas, piña y uvas. Sólo se puede seguir durante

unos días (una semana como máximo) y está contraindicada en personas con problemas hepáticos y cólicos.
Duración: Mínimo, un día; máximo, una semana.
Kilos perdidos: Tres en tres días.

He aquí dos dietas distintas utilizando frutas y productos lácteos:

Dieta del plátano y la leche
Se toman tres comidas al día, todas ellas compuestas de: un vaso grande (1/4) de leche desnatada. Café o té –si no gusta la leche sola- y edulcorante. Dos plátanos. Se pueden comer tal cual, mezclados con la leche o cocidos en el horno con la piel.

Dieta del pomelo y el requesón
Tres comidas al día, compuestas de: un pomelo partido, mezclado con 100g de requesón desnatado. En ambos casos se puede beber tanta agua, té o café como se desee. La leche o el requesón pueden sustituirse por yogur desnatado, que es más digestivo.

Aspectos positivos
Se puede seguir fácilmente, aun comiendo fuera de casa. Es ideal para personas con gustos vegetarianos. No se tiene la sensación de hambre, ya que el plátano llena mucho. Es también barata.

Aspectos negativos
Al aportar muy pocas calorías, puede provocar estados de desnutrición si se sigue de forma continuada. Presenta carencias de nutrientes importantes (vitaminas, proteínas...) Es una dieta monótona.

Dieta del Dr. Terry Shintani

Terry Shintani basa su plan dietético en retirar lácteos, carnes y aceite, y reemplazarlos por alimentos no lácteos con calcio, y alimentos sin colesterol con proteínas y hierro.

Uso diario:
Granos enteros: 8 a 13 raciones.
Vegetales: 3 a 5 raciones.
Fruta: 2 a 4 raciones.
Alimentos no lácteos con calcio: 2 a 3 raciones.
Alimentos sin colesterol con proteínas/hierro: 2 a 3.

Uso opcional o en ocasiones especiales:
Lácteos
Pescado/carne blanca/carne roja
Grasas/aceites/azúcar

Ejemplo de alimentos:
Granos
Uso ilimitado:
Arroz integral, maíz, cebada, mijo, avena entera, trigo sarraceno, germinado de trigo, patatas.
Uso moderado:
Pan de trigo entero, pasta de trigo entero, pan pita de trigo entero, pan chapata de trigo entero, baguet de trigo entero, avena instantánea, arroz blanco, tortillas de maíz.
Uso poco frecuente:
Pan blanco, pasta de harina blanca, tortillas de harina blanca, baguet de harina blanca, tallarines de harina blanca, tallarines de trigo sarraceno.

Grupo de vegetales
Uso ilimitado:
Col rizada, acelgas, brócoli, nabo, col china, zanahorias, cebollas, calabaza de Castilla, calabazas, rábano, pepinos, apio, lechuga suiza, coliflor, alcachofas, espárragos, calabacines, tomates, berros, raíz de bardana, coles de Bruselas, raíz de loto, espinacas, cebolla verde.
Uso moderado:
Aguacates, aceitunas.

Grupo de frutas
Uso moderado:
Manzanas, pomelos, cerezas, plátanos, frambuesas, ciruelas, moras azules, peras, melones, nectarinas, melones chinos, uvas, naranjas, limones, fresas.

Grupo de calcio no lácteos
Uso ilimitado:
Col rizada, acelgas, konbu (alga marina), hijiki (alga marina), wakame (alga marina), brócoli, germinados, endibias, col china, nabo, espinacas, cebolla verde, coles de bruselas.
Uso moderado:
Productos de tofu, semillas de ajonjolí, melaza de caña.

Proteínas no animales / grupo de hierro
Uso ilimitado:
Col rizada, konbu (algas), endibias, hijiki (algas), habas, wakame (algas), lentejas, brócoli, garbanzos, coles de Bruselas, germinados.
Uso moderado:

Cacahuetes, castañas, semillas de girasol, semillas de ajonjolí, brotes de soja.

Dieta del Buda

Toma su nombre de la alimentación de los monjes budistas, siendo la comida fundamental el arroz integral, acompañado de verduras y frutas autorizadas. Exige mucha fuerza de voluntad y no es adecuada para personas con la tensión baja.
Duración: dos semanas.
Kilos perdidos: cuatro en una semana.

En dos semanas sólo se pueden comer verduras, frutas autorizadas (cítricos, manzanas y fresas) y arroz integral. Para aromatizar el arroz recurrir a hierbas, pimientas o un poco de salsa de soja. Hay que masticar cada bocado de 50 a 100 veces y para beber se recomienda té chino. Los platos de arroz pueden condimentarse con gomasio (preparación de granos de sésamo tostado y triturados y sal marina fina).

Aspectos positivos
Se adelgaza en un tiempo record.

Aspectos negativos
Es muy monótona y dura de llevar a cabo, no debiéndose seguir más allá del tiempo indicado. Los peligros de esta dieta son muy importantes por las carencias de vitaminas B12, C, A y D, Hierro y Calcio, por lo que puede ocasionar anemias y carencias vitamínicas.

Dieta de la sopa

Esta controvertida dieta está relacionada con la *Secred Heart* del
Memorial Hospital de Estados Unidos, la cual insiste que es
imprescindible seguirla antes de ser operados del corazón. Con
ella se perdería hasta 8 kilos en una semana.

Aspectos positivos
Se consumen todos los días sopa, sin límites. La ventaja es que
otorga mucha saciedad y que puede tomarse sin restricción,
consiguiéndose bajar entre cuatro y ocho kilos en una semana.
No deben consumirse bebidas gaseosas, café o té.

Aspectos negativos
Se trata de una dieta desequilibrada que solamente pueden
seguirla las personas sanas y consultando previamente con su
médico, no pudiéndose repetir antes de 3 meses.

Ingredientes y preparación de la sopa: Dos latas grandes de
tomates naturales o seis tomates pelados. Seis cebollas grandes,
dos pimientos verdes, un ramillete de apio, una col, sal y
pimienta. La verdura debe cortarse en cubos pequeños y hervirse
en abundante agua. Se condimenta con sal, hierbas y caldo de
pollo o verdura.
Poner los tomates durante 1 minuto en agua caliente y pelarlos.
Pelar las cebollas y partirlas en trozos pequeños. Sacar las hojas
externas del repollo y partir en trozos. Cortar los pimientos y el
apio en trozos. Poner las verduras en una olla grande y echar
agua hasta cubrirlas. Disolver los cubitos de caldo, añadir la
pimienta y el orégano (opcional), llevar a ebullición y dejar
hervir a fuego fuerte durante 10 minutos. Bajar el fuego y con la

olla tapada dejar que se cocine durante 30 minutos o hasta que las verduras estén hechas.

Día uno: Ingerir toda la sopa y fruta que desee, excepto plátanos.

Día dos: Comer verduras y sopa, sin límites.

Día tres: Tomar sopa y comer frutas y verduras sin restricciones.

Día cuatro: Sopa, seis plátanos y todos los vasos de leche descremada que desee.

Día cinco: Sopa, 250 gramos de carne vacuna y seis tomates frescos

Día seis: Sopa, pescado o pollo y verduras sin límites.

Día siete: Sopa, arroz integral, verduras y jugos de fruta.

Dietas y medicamentos

El uso de muchos medicamentos ocasiona con frecuencia obesidades súbitas y difíciles de corregir, siendo importante que la persona que se quiera someter a un régimen informe al dietista de los fármacos que está tomando. Se investigará entonces la fecha del comienzo de la terapia, así como el tiempo de uso de esos medicamentos, estableciéndose la relación causa/efecto, así como la posibilidad de suprimirlos por otros más inocuos. La concurrencia de otros factores como: embarazo y/o lactancia, matrimonio, problemas afectivos, sedentarismo, cambios laborales importantes... deberán igualmente ser tenidos en cuenta. Básicamente, las obesidades de peor solución son aquellas que se han desarrollado lentamente, especialmente en mujeres, con ganancia progresiva desde la adolescencia, y las originadas por medicamentos como los esteroides, pues el organismo seguramente habrá aumentado su tolerancia y dependencia a ellos. Una ganancia rápida en el último año obliga a investigar con mayor detalle las causas.

Estos son algunos de los medicamentos que ocasionan obesidad:
Antidepresivos
Fenotiazinas
Esteroides
Antidiabéticos orales: <u>Sulfonilureas</u> y meglitinidas

Pautas generales

En todo caso, es conveniente advertir al obeso de las probabilidades reales de adelgazamiento, insistiendo en que debe ser muy lento si quiere una solución definitiva. El adelgazamiento para "lucir el bañador" nunca es recomendable iniciarlo solamente un mes antes, del mismo modo que es necesario insistir en una dieta personalizada.

A veces es imprescindible recomendar suplementos vitamínicos y de minerales, fundamentalmente calcio en mujeres, si la restricción calórica es importante o duradera (menos de 1000 calorías/día).

Se recomendará ejercicio físico adaptado a cada individuo de manera sistemática, pues contribuye a bajar peso, disminuye la grasa abdominal, mejora la autoestima y ayuda a mantener el peso bajo. Inicialmente puede recomendarse 30-45 minutos de actividad física moderada, 3 días a la semana.

Uso de medicamentos

Puesto que la finalidad de este libro es indicar las soluciones naturales para el tratamiento de la obesidad, no podemos recomendar el uso de ningún medicamento, aunque sí es necesario conocerlos en el caso de que la persona se haya puesto en manos de un médico alópata.

Además, y teniendo en cuenta que tampoco existe la píldora química milagrosa que nos haga perder peso sin minar la salud, el tratamiento farmacológico nunca puede sustituir la restricción calórica, el ejercicio físico o los cambios en el estilo de vida. Los ensayos clínicos que evalúan la eficacia del tratamiento farmacológico unida a los efectos secundarios, no son del dominio público y es posible que ni siquiera se hayan efectuado adecuadamente. Los estudios realizados miden básicamente la disminución de peso conseguida, pero como en todo fármaco, hay que valorar cuidadosamente la aparición de efectos adversos, así como los resultados concretos en cada paciente, de modo que si no se consigue el efecto deseado en 4-6 semanas, debe retirarse.

En junio de 2000 una directiva de la Comunidad Europea retiró del mercado todos los anorexígenos (inhibidores del apetito) hasta entonces comercializados (fenproporex, clobenzorex, anfepramona), después de que fueran administrados a millones de personas y se detectaran graves efectos secundarios.

Ahora existen 2 tipos de fármacos indicados para el tratamiento de la obesidad: (1) los inhibidores de la absorción de grasas (Orlistat), y (2) los anorexígenos (Sibutramina.) El Orlistat es un inhibidor específico de la lipasa gástrica y pancreática que disminuye la absorción del 30% de los triglicéridos de la dieta. Su dosis diaria es de 1-3 cápsulas al día. Los resultados de los ensayos clínicos hasta ahora realizados muestran que con

Orlistat más dieta, se logra durante el primer año una reducción de peso de 3-4 kg más que con dieta y que la ganancia ponderal durante el 2º año es de 2 kg menos que los controles. También se le han encontrado efectos beneficiosos en el tratamiento de la diabetes y el cáncer prostático y rectal.

Acerca del uso de Orlistat, el National Institute for Clinical Excellence recomienda que se cumplan las siguientes condiciones:

Orlistat debería prescribirse sólo a personas que hayan perdido al menos 2,5 kg con dieta y ejercicio en el mes previo a la prescripción.

Debe evitarse su empleo en presencia de diabetes y/o hipertensión arterial.

Puede utilizarse en personas de más de 18 años y menos de 75.

Sólo debe continuarse con el tratamiento más allá de 3 meses si ha habido una pérdida del 5% del peso total desde el inicio.

Sólo debe continuarse con el tratamiento más allá de 6 meses si ha habido una pérdida de al menos un 10% del peso total.

No es aconsejable continuar el tratamiento más allá de 12 meses, y nunca más de 24.

Efectos secundarios:
Manchas grasas en recto, flatulencia, urgencia fecal, heces grasas, aumento de la defecación, e incontinencia fecal. Menos frecuentemente: cefalea, infecciones respiratorias, irregularidad menstrual, ansiedad, fatiga.

Interacciones:
Dificulta la absorción de las vitaminas liposolubles, lo que dará lugar a importantes carencias. No es compatible con anorexígenos, hipoglucemiantes o medicamentos contra el colesterol.

Respecto al **Reductil** (Sibutramina), se trata de un inhibidor de la serotonina y noradrenalina, y realmente se trata de una anfetamina con efecto anorexígeno de acción central. A las dosis recomendadas se logra una reducción del peso en 6/12 meses superior al efecto placebo de 1,7 a 5,7 kg.

Efectos secundarios:
Dados sus frecuentes efectos secundarios de tipo anfetamínico, hay que vigilar su uso en hipertensos, e incluso es frecuente que se declare una hipertensión en normotensos. En los tratamientos superiores a un año se han detectado efectos secundarios graves, como psicosis, alteraciones cardiovasculares, y numerosas interacciones con otros fármacos. También son habituales taquicardias, cefaleas, insomnio, sensación vertiginosa, ansiedad, estreñimiento y sequedad de boca.
No se debe administrar, por tanto, en casos de hipertensión arterial, embarazo y lactancia, infancia, cardiopatía isquémica, insuficiencia cardiaca, arteriopatía periférica, enfermedad cerebrovascular, arritmias, hipertiroidismo, hipertrofia benigna de próstata.
Este medicamento está prohibido en Italia, pues se detectaron dos fallecimientos directamente atribuibles a su consumo, así como muchos efectos secundarios.

Capítulo 6

COMIDAS PARA NO ENGORDAR

(Los platos y recomendaciones culinarias que se indican a continuación son adecuados para la mayoría de las personas y tienen como virtudes principales que son saludables y, al mismo tiempo, facilitan el adelgazamiento progresivo).

Fideos caldosos *(243 cal.)*
ajo tierno (1 unidad)
caldo desgrasado (1/2 litro)
fideos cocidos (150 g)
tomate cocido (5 cuch. soperas)
aceite de oliva (5 g)
sal (al gusto)
cebolla (1/2 unidad)

Hacer un sofrito con el aceite y el tomate, la cebolla y el ajo tierno. Una vez hecho añadir en crudo 50 g de fideos gordos. Mezclar bien durante 1 minuto y añadir caldo desgrasado para la cocción del fideo. Sírvase caldoso o seco según se prefiera.

Bacalao en salsa *(190 cal.)*
sal (al gusto)
caldo de pescado (1/2 litro)
harina de trigo (1 cuch. postre)
bacalao (120 g)
puerro (1 unidad)
perejil (al gusto)

Untar una cazuela de barro con ajo y aceite. Añadir perejil y ajo picado, y un poco de caldo de pescado. Colocar el bacalao (previamente salado), el puerro cortado a láminas y el resto de caldo de pescado. Añadir un poco de harina al final de la cocción para espesar la salsa. Servir caldoso. Puede utilizar en lugar de un bacalao y puerros, distintos tipos de pescado y verduras (por ejemplo merluza, rape, champiñones, alcachofa...).

Manzanas al horno *(74 cal.)*
agua (1 vaso)
manzanas (2 unidades)
sacarina al gusto

Sacar con la punta del cuchillo el corazón de las manzanas sin abrirlas. Colocar en una fuente y añadir el agua encima de las manzanas. Puedes rellenar el corazón con sacarina. Hornear durante 30–40 minutos.

Conejo al horno *(207 cal.)*
pimienta al gusto
conejo (120 g)
agua (1/2 vaso pequeño)
sal al gusto
berenjena (1/2 unidad)
pimiento rojo (1/2 unidad)
aceite de oliva (una cucharadita de postre).

Untar con el aceite una fuente resistente al horno. Colocar el conejo salpimentado junto con las verduras (pimiento y berenjena.) A media cocción untar con agua el conejo para evitar que se reseque demasiado.

Crema de verduras *(296 cal.)*
leche desnatada (1/2 vaso)
aceite de oliva (una cucharadita de postre)
puerro (1 unidad)
zanahoria (1 unidad)
judías tiernas (un puñado)
patata cocida (150 g)

Limpiar y pelar todas las verduras. Hervir durante 30 minutos aproximadamente. Batir e incorporar el aceite. Añadir la leche poco a poco hasta que quede una crema ligera. Salpimentar al gusto.

Pollo al estragón (216 cal.)
Limpiar y lavar el pollo, sazonándolo con sal y zumo de limón. Calentar una cazuela con agua y el aceite, y agregar el pollo. Rehogar a fuego lento dándole vueltas de vez en cuando, hasta que se dore. Añadir la cebolla, el estragón y el vino, dejando cocer en una cazuela a fuego suave y tapado, durante 45 minutos. Añadir agua caliente durante la cocción si el jugo reduce.

Ensalada de patata *(253 cal.)*
zanahoria (1/2 unidad)
clara de huevo hervida (1 unidad)
vinagre (al gusto)
mostaza (1 punta)
pimiento rojo (1/4 unidad)
pimiento verde (1/4 unidad)
aceite de oliva (una cucharadita de postre)
patata cocida (150 g)
lechuga (al gusto)

tomate (1 unidad)

Hervir 150 g de patatas con abundante agua y sal. Limpiar y trocear en trozos pequeños las verduras, picar las patatas una vez frías y añadir a las demás verduras. *Para hacer la salsa:* Poner 1 cucharadita de aceite, vinagre, mostaza y la clara de huevo cocida rallada. Mezclar y sirvir con la ensalada.

Lenguado al limón *(148 cal.)*
aceite de oliva (una cucharadita de postre)
vino blanco (1/2 copa pequeña)
zumo de limón (1 vaso)
lenguado (120 g)

Colocar los filetes limpios en una fuente resistente cubierta con papel de plata. Sazonar con sal y añadir el aceite. Mojar con vino blanco los filetes, dejando cocer al horno durante 10 minutos. Retirar los filetes y reservarlos calientes.
Ligar el jugo de la cocción con zumo de limón, perejil picado y salpimentar. Verter la salsa sobre los filetes.

Pimientos verdes rellenos *(320 cal.)*
4 pimientos verdes redondos
4 cucharadas rasas de arroz
250 g de carne picada
1 huevo
1,5 cucharadas de harina
1 cebolla mediana
1 pastilla de Avecrem
1 pellizco de azafrán
perejil
1/2 diente de ajo

Quitar con un cuchillo el rabo y la tapa de los pimientos verdes y vaciarlos de las simientes. Salar ligeramente por dentro y rellenar con una cucharada de arroz crudo y la carne picada, previamente mezclada con el 1/2 ajo, el perejil y sal.

Untar cada pimiento, por su parte de relleno, primero con el huevo batido y después en harina. A continuación, freírlos durante unos minutos poniéndolos verticales con la parte del relleno hacia abajo, teniendo cuidado de que no se vacíen. Tumbarlos y freírlos 10 minutos más, girándolos de vez en cuando para que se hagan por todos lados.

En la misma sartén, pero habiendo quitado previamente el aceite sobrante, sofreír la cebolla muy picada hasta que comience a estar dorada, añadir una cucharada rasa de harina, un poquito de azafrán y dos vasos de agua, dejando cocer todo durante 3 minutos.

Colocar los pimientos rellenos con la pastilla de Avecrem desmenuzada y añadir agua hasta que queden prácticamente cubiertos. Tapar la cazuela y dejar cocer lentamente al menos 30 minutos, o hasta que estén blandos los pimientos.

Rollitos de pavo con jamón *(325 cal.)*
600 g de pechuga de pavo
150 g de jamón serrano en lonchas finas
2 cucharadas de aceite de oliva
1 y 1/2 cuchara de maicena
1 vaso de vino blanco
1 vaso de agua
1 pastilla de Avecrem
sal y pimienta

Cortar las pechugas de pavo en filetes muy finos y salpimentar. Quitar al jamón serrano sus partes grasas y colocar una loncha encima de cada filete; enrollarlos y atarlos individualmente para que no se deshagan. Freír con las dos cucharadas de aceite.

En la misma sartén, echar el vaso de vino, el de agua y la pastilla de Avecrem, dejando cocer a fuego lento durante 25 minutos. A media cocción, si la salsa está muy líquida, echar la cucharada y media de maicena para que espese.

Pollo a la vasca *(240 cal.)*
1 kg de pollo troceado con huesos
300 g tomates rojos
1 cucharada de aceite de oliva
4 dientes de ajo
150 g cebolla
1/2 cucharadita de pimienta molida
1 vaso de vino blanco
1 pastilla de Avecrem

En una cazuela antiadherente con 1 cucharada de aceite de oliva, dorar lentamente los trozos de pollo. Sacar y reservar. Mientras tanto, cortar los tomates en gajos, los dientes de ajo en láminas muy finas y la cebolla en aros.

Una vez dorado el pollo, y en la misma cazuela con un vaso pequeño de agua, disponer todas las verduras y cocer durante 15 minutos a fuego lento. Añadir los trozos de pollo, el vasito de vino y otro de agua, la pastilla de Avecrem, la pimienta y rectificar de sal si fuera necesario.

Tapar y dejar cocer a fuego lento durante 45 minutos, removiendo de vez en cuando. Servir recién hecho.

EJEMPLOS DE PLATOS SABROSOS, SALUDABLES, QUE NO ENGORDAN

Sopas y ensaladas

Ensalada a base de *tomates* muy maduros, queso muy picado, cebollas crudas picadas, aceitunas, aceite y espolvorear con orégano.

Una *ensalada de escarola.* Se hace mezclando la escarola con tomates, lechuga, hierbabuena y ajo picado, aderezándolo con aceite de oliva y vinagre de manzana.

La ensalada de *germinados* se prepara rallando zanahoria y mezclándola con los germinados elegidos, así como con ajo, cebolla, aceitunas negras, limón y aceite.

El *apio* se corta en forma de palitos, se le añade lechuga también picada, un yogur, ajo machacado, sal marina y algo de queso fresco.

La *ensalada de zanahorias* se prepara mezclando zanahorias ralladas con aceitunas y apio troceado, añadiendo algo de infusión de menta.

Si preferimos una *ensalada de alcachofas,* se cuecen previamente las alcachofas (o se emplean las que ya vienen preparadas) y se mezclan con lechuga, tomates, ajo picado, achicoria y un poco de perejil. Se añade una salsa al gusto.

Los *germinados de soja* también se comen mezclados con lechuga, tomate, pimiento rojo y cebolla, añadiendo una vinagreta.

Una ensalada de *hierbas aromáticas* se hace mezclando romero, hierbabuena, orégano, perejil y salvia con tomate, pepino en rodajas, apio troceado, lechuga, zanahoria rallada y aceitunas negras.

Se hace un *caldo vegetal* cociendo en agua zanahorias, apio, pimiento rojo y patatas troceadas, además de judías verdes, alcachofas, cebollas en rodajas, un tomate bien maduro, algo de hierbabuena y una taza de aceite de oliva. En el momento de servirlo se añade a cada plato un huevo entero.

La *sopa de cardos* se hace cocinando los cardos a fuego lento, no tirando el caldo de la cocción. Se rehoga una cebolla cortada en aceite y se añade un poco de harina hasta que se dore, mezclándolo con almendras machacadas, los cardos y el agua.

Para preparar una *sopa de cebollas* se rehoga la cebolla en aceite, se añade harina de trigo y cuando esté dorada se añade agua. En el momento de servirla se pone un poco de aceite de oliva en crudo.

La *tapioca* se hace poniendo en agua hierbabuena, añadiendo tapioca cuando hierva, removiendo durante diez minutos. Cuando lo vayamos a comer se pone un huevo batido en cada plato y un poco de curry.

La *sopa de pescado* se hace cociendo el pescado y zanahorias. Cuando haya finalizado, se escurre el agua y en ese caldo se pone apio, germinados de soja, aceite de oliva, cebolletas y el pescado bien desmenuzado. Se cuece todo y en el momento de servir se añade salsa de soja.

La tradicional *sopa de avena* se hace poniendo a hervir una taza de copos de avena con zanahorias, apio, ajos y cebolla, incorporando en el último momento unas pocas espinacas.

Se cortan y cuecen con algo de aceite dos *calabacines* en forma de barca, vaciándolos de su interior. Se hace un relleno con pimiento rojo, cebolla, ajo y aceitunas verdes sin hueso, y se pone al horno durante quince minutos.

Se rehoga *ajo,* pan, pimiento y perejil, y cuando estén dorados se añaden almendras convirtiendo todo en una pasta. Se añade agua para la sopa y se sazona, hirviéndolo todo.

Se tuestan trozos de *pan,* se rallan y se añade sal, tomate, ajo y agua, hirviéndolo todo.

La sopa de *pan* se hace poniéndolo en remojo, sazonándolo o cociéndolo durante quince minutos con algo de mantequilla. Se baten huevos y se añaden al caldo de pan.

Otros platos

Se mezclan *patatas* ralladas con cebolla, perejil, huevo y aceite, y se hacen montoncitos apretándolos con las manos. Se mete en el horno hasta que estén ligeramente dorados.

Trocear *champiñones y* mezclarlos con un pimiento, una berenjena, un calabacín y algunas alcachofas. Recubrir con salsa de tomate, sal y orégano, poniéndolo en el horno durante veinte minutos.

Cortar un *pepino* en rodajas y aderezarlo con ajo machacado, yogur, sal, estragón, una yema de huevo y aceite. Ponerlo junto con lechuga y nueces picadas.

Cortar una *manzana* en rodajas, sin hueso ni piel, y hervirlas un poco con miel y canela. Se le añaden almendras sin tostar y se gratinan en el horno.

Se hierven unos *guisantes y* zanahorias con algo de sal, y cuando estén fríos se mezclan con una yema de huevo, algo de leche, harina integral, sal marina, aceite y una clara batida. Se cuece un poco en el horno.

Se cuece al vapor un cuarto de *pescado blanco y* se le tritura posteriormente. Se le añade cebolla, pimiento rojo troceado y zanahorias ralladas. Se vacían dos tomates y se añade esta pasta con algo de perejil y ajos picados.

Se untan algunas *alcachofas* con limón. Se cuecen junto a judías verdes, guisantes frescos, patatas peladas y zanahorias picadas, sirviéndose junto a una salsa de ajo y limón.

Se cortan a lo largo unas *berenjenas y* se vacían. Con la masa troceada, un poco de aceite, pimiento y cebollas picadas se hace un sofrito que sirve para rellenar las cáscaras de las berenjenas. Se pone una loncha de queso para fundir y se mete a horno lento durante unos minutos.

Se limpian de pepitas unos *pimientos rojos y* se les unta en aceite. Se rellenan con una masa de pescado, guisantes tiernos y un poco de jengibre, poniéndolo a horno lento.

Para una *ensalada rusa* se cuecen al vapor las patatas, los guisantes, las judías verdes y los espárragos, cortándolo todo en tamaños similares. Se le añaden pepinos, apio, lechuga y zanahorias ralladas, además de una salsa con limón, ajo, nuez moscada y aceite. Puede incorporarse unas tiras de pimiento morrón y tomate.

La *ensalada china* se prepara cocinando al vapor pescado libre de espinas y piel. Se le mezcla con apio, cebollinos, soja germinada y algunas almendras peladas, todo bien triturado. Se mezcla todo con salsa de soja y se cuece muy ligeramente.

La *ensalada margarita* se hace cociendo coliflor, patatas y remolacha, cortándolas en trocitos a continuación y triturándolo todo en batidora junto a unos huevos duros y algo de salsa.

Una *ensalada de endibias* se hace preparando un diente de ajo con sal y el queso elegido. Se mezcla con las endibias partidas por la mitad y se añade aceite de oliva y zumo de limón. Se espolvorea con trocitos de nuez.

Postres

Un *postre* delicioso se hace a base de cerezas, piña, manzana, naranja y fresas, todo troceado y rociado con zumo de naranja y miel o fructosa.

Se cuece en agua *arroz* con semillas de anís y ralladura de limón. En la mitad de la cocción se añade miel y uvas pasas con leche. Para finalizar se pone en un molde con un poco de aceite, introduciéndolo en el horno cinco minutos.

Se cuece *sémola de maíz* con algo de anís estrellado y cuando esté algo blanda se añaden dátiles, higos y uvas pasas, hasta que todo quede bien blando. Se pone en un molde y se sirve frío.

Con una *calabaza* rallada se puede preparar un postre mezclándola con dátiles sin hueso, nueces troceadas, miel, aceite de maíz y ralladura de limón, todo bien mezclado y convertido en pasta. Se pone al horno durante tres cuartos de hora.

El postre de *manzana* se hace con manzanas reinetas cortadas en rodajas y rociadas con zumo de limón. Se ponen en una fuente con mantequilla, se espolvorean con azúcar moreno y se meten al homo. Se incorporan ralladuras de limón, migas de pan integral duro y se cuece al horno durante media hora.

El postre de *pan* se hace con rebanadas de pan integral remojado en leche para ablandarlo. Se añaden frutas frescas, mantequilla y ralladura de cáscara de naranja y limón. Después manzana rallada y se pone todo en un molde con mantequilla en los bordes, metiéndolo en el horno durante una hora.

Platos al horno

Se rallan *zanahorias y* nabos y se cortan palitos de apio e hinojo, colocándolos en una bandeja con un poco de agua. Se mete al horno y antes de sacarlo se espolvorea con algo de queso rallado y se gratina.

Se parten *patatas* bien grandes por la mitad y aparte se prepara un aliño machacando en un mortero ajo, perejil y algo de aceite, con el cual se bañan las patatas, y se hornea. Se puede añadir salsa de tomate.

Se parten varios trozos de *pan* integral y encima se pone un huevo crudo con unos pocos champiñones, pimientos verdes y quizá pimentón. Se mete en el horno y se saca cuando el huevo esté cocido.

Hay que partir por la mitad unas *berenjenas y* vaciarlas parcialmente. En ese hueco se ponen tomates partidos por la mitad, aceitunas negras y algunas hierbas aromáticas. Encima se pone una loncha de queso y se hornea.

Se pican varias *alcachofas y* puerros, metiéndolo en el horno con algo de agua y queso rallado.

Hay que hervir un poco de *arroz* en agua y sal marina. Se prepara un puré de tomates y con unos guisantes se mete en el horno. Una vez cocido, se mezclan con el arroz y un poco de orégano, metiendo todo en el horno con una clara de huevo.

En una bandeja se ponen patatas cortadas en ruedas, judías verdes, calabacín, zanahoria, pimiento rojo y un chorro de aceite, así como tomates rallados. Cuando esté cocido, se espolvorea con un huevo duro bien rallado.

Se cortan en tiras *pimientos rojos y* patatas a cuadritos, añadiendo ajos machacados y algo de aceite. Antes de sacarlo se ponen huevos bien batidos hasta que todo esté bien hecho.

Como postre, se vacían varias *manzanas y* se dentro se le pone almendras molidas, dátiles y algo de margarina y canela. Se sacan cuando estén blandas.

Ensaladas

Rallar zanahoria y manzana y las mezclamos con una cucharadita de aceite y dos yogures, poniéndolo sobre unas hojas de lechuga y algunas hierbas picadas.

Cogemos unas matas de diente de león en el campo. Preparamos los ingredientes con cebolla bien cortada, un diente de ajo machacado y doramos en aceite junto a la cebolla y la sal, incorporándolo a las hojas de diente de león con un poco de vinagre y agua.

Se pelan y rallan apio y manzana. Se añade una salsa a base de zumo de limón y yogur, sal, corazón de piña y avellanas picadas.

Se cortan unos rabanillos y tomates en rodajas, así como una cebolla, rociándolo con aceite, limón, sal, pimienta y condimentos adecuados. Se pone encima de unas hojas de lechuga.

Menús adelgazantes para un día completo

La siguiente relación es para aquellas personas que quieren estar seguras de que lo que comen durante toda una jornada no les va a hacer engordar. Estos menús, además de ser adelgazantes, debemos considerarlos saludables.

Desayuno: Frutas.
Comida: Ensalada, garbanzos con berza, infusión de hierbas.
Cena: Ensalada de apio, espinacas con bonito.

Desayuno: Copos de avena con leche.
Comida: Ensalada variada, coles de Bruselas con avellanas.
Cena: Frutas y natillas naturales.

Desayuno: Infusión de ginseng.
Comida: Ensalada mixta, copos de avena, pastel integral.
Cena: Caldo vegetal, queso fresco con pan integral.

Desayuno: Leche de almendras, pan integral tostado con margarina.
Comida: Ensalada, patatas hervidas con acelgas, queso fresco.
Cena: Germinados de soja, pastel integral.

Desayuno: Muesli con cerezas.
Comida: Espárragos con mayonesa, almendras, ensalada.
Cena: Puerros con huevos duros.

Desayuno: Fruta del tiempo, bollos integrales.
Comida: Alcachofas rellenas, espinacas con besamel, peras con almíbar.
Cena: ensalada con huevo, verduras al vapor.

Desayuno: Fruta del tiempo.
Comida: Queso fresco con tomate, puré de patatas, almendras.
Cena: Fruta y arroz con leche.

Desayuno: Fruta.
Comida: Gazpacho, empanadillas de bonito.

Cena: Ensalada y berenjenas fritas.

Desayuno: Muesli con leche.
Comida: Arroz blanco con tomate, ensalada y dulce integral.
Cena: Ensalada variada y tortilla de espárragos.

Desayuno: Yogur con frutos secos.
Comida: Paella valenciana sin carne.
Cena: Tortas de arroz e higos secos.

Desayuno: Muesli con frutas frescas.
Comida: Ensalada de col fresca cocida, espinacas a la crema, frutos secos.
Cena: Sopa de copos de avena, yogur con miel.

Desayuno: Infusión de ginseng, jalea real.
Comida: Macarrones con tomate, manzanas asadas.
Cena: Puré de patatas y fruta.

Desayuno: Pan integral con miel, infusión de hierbas.
Comida: Sopa vegetal, tortilla de patatas, fruta.
Cena: Ensalada de apio y tomate, dulce integral.

Desayuno: Galletas integrales con leche.
Comida: Caldo vegetal, alcachofas rellenas, compota de manzana.
Cena: Sopa de avena, huevos pasados por agua.

Desayuno: Fruta del tiempo.
Comida: Ensalada variada, guisantes con alcachofas, queso fresco con pan.
Cena: Puré de patatas, fruta del tiempo.

Desayuno: Pan integral con miel, yogur.
Comida: Ensalada variada, arroz con verduras, queso.
Cena: Verduras salteadas, dulce integral.

Menús bajos en calorías

Se corta pan para canapés, se cubren con un poco de tomate y se adornan con anchoas (*40 calorías.*) También se puede poner una rodaja de tomate crudo y otra de huevo duro, así como untar el pan con queso fresco y poner un pepinillo.

Sin sobrepasar las *20 calorías* por unidad tenemos: un gajo de tomate con una anchoa; un gajo de tomate con un trozo de queso, un pincho de remolacha con un pepinillo o uno de jamón york con pepinillo y pimiento.

Una ciruela pasa con un trocito de jamón york y queso fresco son *45 calorías.* Un gajo de manzana con zumo de limón y una anchoa, *40 calorías;* mientras que un gajo de naranja con un trozo de queso fresco son apenas *15 calorías.*

La crema de *puerros,* con apenas *130 calorías,* se prepara cociendo las patatas y los puerros, triturándolo bien y añadiendo sal y nata líquida.

El tradicional *gazpacho,* con guarnición incluida, proporciona *150 calorías y* se hace triturando en batidora tomates, pepinos, pimientos, pan, aceite y vinagre, añadiendo la sal y las especias al gusto.

El *caldo de gallina,* sin añadir nada sólido, se hace poniendo en agua fría la carne de gallina, algún hueso, cebolla, zanahorias y perejil, y se deja cocer lentamente. Si tenemos la precaución de retirar con una espátula la grasa que queda arriba y cualquier resto de los ingredientes, las calorías apenas serán de *diez* por taza.

Una *sopa de pescado* que tenga 170 *calorías* se hace poniendo a cocer en mucha agua cebolla, zanahorias, perejil, laurel, espinas de pescado y alguna hierba. Después se añaden mejillones ya cocidos, ajo picado, puerros en rodajas y trozos de pescado.

Sin pasar de las 30 *calorías,* se puede hacer una *sopa de verduras* cociendo puerros, lechuga, espinacas, judías verdes, todas troceadas, añadiendo después la sal.

Una *ensalada* de *50 calorías* se hace troceando una lechuga, rallando zanahorias, cortando en rodajas manzana y pepino, y juntándolo todo con algo de lombarda. Se prepara un aliño al gusto y se deja macerar una hora.

El *repollo* cocido y picado se mezcla con cebollas picadas doradas en mantequilla y una pizca de azúcar. Después se añade sal, vinagre, aceite y cominos, proporcionando cada plato *160 calorías.*

Unos *calabacines* pelados y cortados, más una salsa de leche, nata, queso, sal y pimienta triturados, dan solamente 180 *calorías.*

La *coliflor* cocida, más una salsa a base de pepinillos, aceitunas, pimiento, clara de huevo, anchoas, tomates, yogur, aceite y sal, apenas dan 190 *calorías.*

La clásica ensalada de *tomate* proporciona *180 calorías*. Hay que mezclarlos con patatas cocidas, zanahorias ralladas y un aliño al gusto.

Otra ensalada algo más calórica, *250 calorías*, se hace con *endibias*, zanahorias ralladas, champiñones cocidos, queso azul y algo de zumo de limón, aceite, sal y pimienta.

Si le gustan los *pimientos rellenos y* unas calorías totales de *150*, prepare un puré de patatas y mézclelo con merluza, gambas y sal, poniéndolo dentro de los pimientos que habrá que dorarlos por fuera con aceite. Se añade vino blanco y se cuecen en el homo.

Los *puerros* en salsa dan 170 *calorías y* se hacen cociéndolos previamente. Después se doran unos ajos, se añade harina y almendras picadas, y se cuece todo condimentándolo a gusto. Esa salsa será la que cubra los puerros.

Solamente *200 calorías* le proporcionarán las *judías verdes* cocidas en agua. Para completarlas se asan pimientos rojos, se cortan y se añaden a las judías, más una salsa con ajos, sal y perejil.

Las *acelgas* también tienen fama de no engordar y un plato de *150 calorías* se logra cociéndola en agua con sal y limón, y añadiendo una salsa a base de cebolla picada y refrita, perejil, zanahoria, vino blanco y algunos berberechos de lata.

Unos *brotes de soja* que podemos germinar nosotros mismos, mezclados con berros en remojo, zanahoria y un pequeño aliño, dan *120 calorías*.

145

Los *huevos* con revuelto de espárragos y espinacas proporcionan *160 calorías*. Se preparan a la plancha y se añade una guarnición con cebolla, espinacas y espárragos.

Si preferimos un plato muy completo pero de solamente *190 calorías,* se prepara *arroz* seco cocido en agua y zumo de limón. Aparte cogeremos tomates, orégano, perejil, ajos picados y un par de huevos por persona, que pondremos encima del arroz.

El pescado es muy pobre en calorías y un plato de *lenguado* tendrá *190 calorías,* si lo mezclamos con puerros, pimienta, mejillones, laurel, pimienta y sal.

Las *gambas* también son muy pobres en calorías y el clásico cóctel es de *75 calorías* por persona. Se cuecen las gambas en agua, se pica la lechuga, el rape se escalda con sal y laurel, añadiendo también apio, zumo de limón y un poco de manzana.

Si nos gusta la *merluza* conseguiremos un plato de *200 calorías* si picamos zanahorias y cebolla, algo de coñac, laurel y salsa de tomate, la cual añadiremos a la merluza cocida con sal y limón.

Si le gusta la carne de *pollo y* no quiere engordar, cueza la carne en una olla con cebolla, sal, pimienta, ajo y algo de cerveza. Tendrá un plato de *200 calorías.*

Otro plato de apenas *80 calorías* se logra con *huevos* cocidos, espárragos, alcachofas y algo de jamón york, además de una salsa de aceite, leche y sal.

No crea que los *postres* engordan todos, ya que el propuesto ahora solamente aporta *180 calorías*. Haga una masa con harina y leche, añada huevos batidos y fríalos en una sartén en lonchas. El relleno se hace con manzanas, azúcar, zumo de naranja y ralladura de la cáscara.

Menos calórico todavía, *120 calorías,* es el postre con *albaricoques* que se ponen en un recipiente cubiertos de agua y azúcar. Se calientan al fuego para que se forme el almíbar y se añade algo de nata.

Capítulo 6

DIETAS ESPECIALES

Un día a base de uvas

Esta dieta que ahora le proponemos está pensada para ser realizada durante un día cualquiera, ya que no es imprescindible que la hagamos durante los días de descanso laboral. La dieta a base de uvas es muy energética y, por tanto, puede ser realizada al menos durante dos días alternos de la semana e incluso insistir en ella varias veces en el espacio de tres meses.

Al contrario que con otro tipo de "ayunos" parciales, la alimentación a base de uvas no se considera depurativa o curativa, aunque puede ser utilizada con ambos fines, sino solamente con la pretensión de tomar ese día una alimentación muy baja en calorías, por debajo incluso de las necesidades básicas, pero que no suponga para el organismo ninguna bajada energética ni pérdida de vitalidad.

La idea que le proponemos es la siguiente:

Tome durante un día entero solamente uvas blancas, con o sin la piel (utilice la piel si padece de estreñimiento), en una cantidad aproximada de un kilo por día. Esta cantidad, que le puede parecer excesiva si la tomase después de una comida, le aportará los siguientes elementos nutritivos:

▪ Si come la piel, un aporte extra de celulosa no absorbible.

- Si come también las pepitas, un 5 por l00 de celulosa, un 3 por l00 de taninos y un 8 por l00 adicional de grasas vegetales sumamente beneficiosas para su salud.
- Un 80 por 100 de agua de primera calidad, o sea, 800 ml de agua al día.
- 740 calorías en el kilo.
- 8 gramos de proteínas.
- 10 gramos en total de grasas ricas en aceites esenciales.
- 170 gramos de azúcares entre glucosa, levulosa y fructosa.
- 600 U.I. de vitamina A.
- 520 mcg de vitamina B l.
- 330 mcg de vitamina B2.
- 50 mg de vitamina C.
- 3 mg de vitamina PP.
- 16 mg de sodio.
- 2.480 mg de potasio.
- 180 mg de calcio.
- 4 mg de hierro.
- 1mg de cobre.
- 180 mg de fósforo.
- 88 mg de azufre.
- 15 mg de cloro.

Por todo ello, la dieta exclusiva a base de uvas constituye una alternativa extraordinaria, no solamente para bajar de peso sin problemas, sino también para hacer un tratamiento reconstituyente de efecto rápido. Además, los azúcares que contiene se metabolizan con rapidez y facilidad, y no existe riesgo de que se transformen en grasa corporal.

También le aporta las siguientes virtudes curativas:

Facilita la eliminación del ácido úrico.
Es adecuado para las dietas pobres en sal.
Nutre y refuerza el sistema nervioso.
Mejora las funciones cardíacas por su alto contenido en potasio.
Favorece la eliminación por los riñones de las sustancias tóxicas.
Es laxante.
Facilita el trabajo muscular.

Dieta adelgazante para diabéticos

El diabético es un enfermo que normalmente tiene que arrastrar su enfermedad durante el resto de su vida y aunque controlarla es bastante fácil por la gran cantidad de remedios, naturales o químicos, que existen en la actualidad, no por ello es un quebradero de cabeza diario en cuanto a comidas se refiere. Si, además, acusa cierto sobrepeso, algo habitual, el problema es mucho más complicado, ya que a la restrictiva dieta para su enfermedad tiene que añadir otra nueva dieta para perder peso.

Lo normal es que un diabético tratado mediante la medicina oficial tenga un régimen muy estricto en cuanto a hidratos de carbono se refiere, no estando tan limitado en relación con la ingesta de grasas y proteínas. Este tipo de alimentación le conduce con seguridad a la obesidad, ya que como hemos explicado no son los hidratos de carbono los causantes del sobrepeso, sino las grasas. Una de las razones que se esgrimen para explicar la imposibilidad de curar la diabetes es precisamente la dieta errónea que se recomienda, la cual consigue que la enfermedad siga su curso y termine deteriorando la salud a través del sistema circulatorio y vascular. Por eso, es muy probable que la dieta recomendada tenga algún error que conduce a la cronicidad de la enfermedad.

Lo primero que debe recordar el diabético es que de la alimentación depende su salud y que ésta debe estar bien dirigida de una manera personal, no debiendo aceptar por parte de su especialista unas hojas fotocopiadas que son utilizadas para todos los enfermos sin tener en cuenta edad, sexo, trabajo y condiciones personales.

La alimentación del diabético debe ser rica en alimentos vegetales crudos y abundancia de fibra, comiendo especialmente aquellos alimentos que tienen influencia positiva en la enfermedad, como son las manzanas y todos los de sabor amargo, especialmente las alcachofas. Un diabético puede comer perfectamente fuera de casa, en un restaurante convencional, de la misma manera que lo puede hacer un vegetariano o aquellas personas que no gustan de los alimentos procedentes de mamíferos. No es la diabetes una enfermedad limitante en nuestro modo de vivir, ni algo que debamos pregonar a los cuatro vientos, buscando quizá lástima a nuestro alrededor y comprensión por no comer aquellos alimentos que los demás consideran exquisitos. La alimentación en la diabetes debe ser tan sabrosa y exquisita como la de cualquiera.

Recomendaciones imprescindibles: No comer grasas procedentes de mamíferos ni hidratos de carbono muy refinados. Aun así, no pasa nada por saltarse la dieta de cuando en cuando.

Las últimas investigaciones han llegado a confirmar algo que la medicina natural ya había mencionado en numerosas ocasiones: que deben suprimirse de la dieta de un diabético preferentemente las grasas saturadas. Con ello se consigue una mejora en la enfermedad y una disminución de los problemas que se originan en el sistema vascular, especialmente las retinopatías.

Alimentos vegetales muy recomendables

Pepinos, endibias, alcachofas, lechuga, escarola, berros, acelgas, setas, berenjenas, apio, calabazas, rábanos, coles, coliflor, tomate, judías verdes, brécol, espinacas, zanahorias, melón y limón.

Alimentos vegetales saludables

Guisantes, manzanas, pera, albaricoque, melocotón, pomelo, fresa, cerezas, piña natural.

Alimentos vegetales saludables a consumir como complemento

Almendras, nueces, avellanas, patatas, piñones.

Alimentos vegetales a consumir con moderación

Plátanos, uvas, castañas, dátiles, higos.

Cereales a consumir en cantidad moderada, preferentemente integrales

Germen de trigo, harina integral de trigo, pan integral, pan de centeno.

A consumir de cuando en cuando

Copos de avena, arroz (si son integrales se pueden comer más a menudo).

Otros alimentos que no causan daño

Leche de vaca descremada, yogur, kéfir, requesón, queso de cabra, clara de huevo, huevo entero.

Fructosa.

Alimentos desaconsejados

Carne de mamíferos en general, incluidos los embutidos.

Nata fresca.

Mantequilla

Queso manchego.

Queso de cabra.

Margarinas no estrictamente vegetales.

Azúcar blanco y dulces no integrales elaborados con azúcar refinado.

Ejemplos de una dieta adelgazante para diabéticos

El valor medio de las calorías/día es de 2.000.

Desayuno: Café con leche, queso fresco, mermelada de arándanos con fructosa.
Comida: Judías verdes, patatas cocidas al vapor, pollo sin piel, escarola y manzana.
Merienda: Yogur, galletas integrales.
Cena: Caldo vegetal, pasta de fideos integrales, un huevo, espinacas y una naranja.

Desayuno: Leche de almendras con fructosa, queso fresco, mermelada con fructosa.
Comida: Espinacas, carne de soja, cebollas, zanahorias y fruta.
Merienda: Leche de soja, galletas integrales.
Cena: Patatas cocidas, alcachofas con caldo de verduras, champiñones, salsa de tomate y una pera.

Desayuno: Copos de avena con leche de soja, uvas pasas y pipas de girasol.
Comida: Ensalada con salsa natural, pan integral, queso fresco, manzana y yogur.
Merienda: Uvas enteras, dulce integral con fructosa y cacahuetes.
Cena: Ensalada, brécol cocido, pan integral con leche de almendras.

Recetas de platos sabrosos

Bases para ensaladas:
Yogur con zumo de limón y una mezcla de hierbas picadas a base de estragón, eneldo, albahaca y mejorana.
Zumo de tomate con cebolla, perejil, albahaca y zumo de limón.
Mostaza, pimienta, eneldo, vinagre de manzana y algo de agua.

También:
Arroz integral cocido durante treinta minutos. Después se le añaden zanahorias picadas, una patata, guisantes, apio y cebolla, además de estragón y laurel, dejándolo cocer lentamente otros quince minutos.
Se cuecen garbanzos durante dos horas con algo de cebolla y después lo pasamos por el pasapurés. Se le añaden zanahorias, pimienta, perejil, algas y un poco de leche, cociéndolo hasta que queda cremoso.

Dieta adelgazante para hipertensos

Normalmente, cualquier hipertenso que se someta a una dieta adelgazante suele ver mejorada su hipertensión, especialmente cuando suprime la sal común y los alimentos grasos. No obstante, esta dieta controlada no le soluciona la enfermedad y requiere el uso de medicamentos que impidan subidas de tensión peligrosas. La alternativa que proponemos ahora es que, junto a la reducción del peso, se logre una mejoría no solamente en su enfermedad principal, sino en su estado de salud general.
Al igual que ocurre con la mayoría de las enfermedades crónicas, no curadas, debemos pensar que quizá el problema es que no se conocen las causas reales de la hipertensión y su tratamiento químico es puramente sintomático, nunca curativo.

Las demás recomendaciones, como no utilizar sal en los alimentos, controlar las emociones y hacer ejercicio moderado, no sirven nada más que para llevar al enfermo a un modo de vida estable, pero sin esperanzas de curación.

La hipertensión es una enfermedad que no se conocía en la antigüedad, aunque quizá era porque no existían los aparatos conocidos como tensiómetros (esfigmomanómetros) y la evaluación del pulso se hacía simplemente con la mano, válida, aunque imprecisa. Lo que sí sabemos ya con certeza es que tuvo una incidencia enorme a partir de la revolución industrial, justo con el aumento del nivel adquisitivo de los habitantes de las ciudades y el consumo mayoritario de carne. De otro lado, las personas que vivían en los pueblos agrícolas y aquellas que voluntariamente elegían la alimentación vegetariana, no acusaban la enfermedad. Solamente en aquellos casos en los cuales introducían la carne en su dieta, conjuntamente con los vegetales, se manifestaba la enfermedad. En un principio se elaboró la conclusión de que la culpa estaba en la sal de los alimentos y se explicaba que los vegetarianos no padecían la enfermedad simplemente porque no utilizaban habitualmente sal en sus platos, no porque la carne fuera la culpable de la enfermedad. Esta postura fue apoyada por médicos y "especialistas" de gran renombre, en parte presionados por las florecientes industrias cámicas, en parte porque a los mismos médicos les gustaba la carne, y en parte también por un mimetismo científico que perdura hoy en día.

Lo cierto es que, si analizamos la dieta de una persona vegetariana, e incluso ovo-lacto-vegetariana, no vemos que haya suprimido la sal en sus alimentos, condimento indispensable por otra parte para que las verduras y legumbres se puedan digerir con facilidad. Sin sal en el agua de cocción no se establece la suficiente presión osmótica y su digestión es sumamente difícil, y en ocasiones con gases y espasmos. Las diferencias, por tanto, no están en la sal sino en el tipo de sal y el consumo de carne de mamíferos.

Los estudios realizados con imparcialidad y no por personas ya predispuestas a criticar a todo lo que se denomine "natural", demuestran que los vegetarianos no suelen padecer hipertensión, ni siquiera con el aumento de la edad. En el lado opuesto, se considera que entre un 20 y un 30 por 100 de la población que come carne habitualmente padece hipertensión. A estas personas, además del uso continuado de medicamentos antihipertensivos, entre los que se incluyen diuréticos, antagonistas del calcio, betabloqueantes, etc., se les pone como rutina indispensable la supresión casi total de la sal de cocina.

Otros especialistas, más sensatos, recomiendan iniciar el tratamiento con una dieta libre de grasas, pobre en sal, rica en fibras y quizá suplementos de potasio. Los resultados son mejores (aunque a largo plazo) que en aquellas personas que toman medicamentos para controlar la tensión, pero aun así inferiores a quienes siguen una alimentación vegetariana, con o sin huevos y leche. Si además de estos alimentos se emplean productos integrales, sin refinar, se puede considerar que la hipertensión es solamente una anécdota. Incluso si estas personas toman habitualmente café, té o vino, no se encuentran casos de tensión aumentada severa, como tampoco parece significativo el que practiquen o no un deporte.

Otros experimentos demuestran que quizá parte del secreto de la dieta vegetariana sea el aumento de la cantidad de potasio en esos alimentos, mineral que como es sabido tiene que trabajar en oposición al sodio, ya que ambos se autorregulan entre si del mismo modo que lo hacen el calcio y el magnesio. La presencia excesiva de uno debe ser contrarrestada por la presencia del otro, circunstancia que no se da con la alimentación cámica.

Según los estudios realizados sobre un grupo numeroso de personas hipertensas durante un tiempo de nueve semanas, la dieta vegetariana equilibrada en nutrientes lograba reducir las pulsaciones iniciales de 85 a 82 al minuto, mientras que el peso medio de 75 kilos se reducía a 72 kilos. La tensión arterial, sin medicación alguna de ayuda, pasaba de 153 mmHg a 134 mmHg, mientras que la diastólica bajaba de 94 a 79 mmHg de promedio. Esta mejoría de la enfermedad, junto con la bajada modesta en el peso, son motivos suficientes para eliminar las carnes de la alimentación y centrarse en la dieta ovo-lacto-vegetariana.

La experiencia demuestra también que la bajada de peso es más importante en los grandes obesos. Además, existe un detalle muy importante: que esta dieta es normocalórica, esto es, no se pretende la disminución en el número de calorías diarias, las cuales se mantienen dentro de lo habitual entre 2.200 y 2.800 en personas sedentarias.

La conclusión es que las personas aquejadas de hipertensión pueden lograr una gran calidad de vida, nuevas energías, bajar de peso y mejorar su enfermedad, solamente con la adopción de una dieta exenta de carnes y derivados. Aunque no se conoce un solo componente en los vegetales que pudiera tener estas acciones beneficiosas, lo más probable es que se deba a la unión de todos los factores, como son: la mayor cantidad de fibra, la biodisponibilidad de las proteínas, la ausencia de grasas saturadas, la mayor cantidad de grasas poliinsaturadas, así como la mayor cantidad de magnesio y potasio presente en los vegetales. Lo que también se ha demostrado es que las personas que aceptan de buen grado este tipo de dieta no vuelven nunca más a la anterior.

Contenido en sal de algunos alimentos

Aceitunas verdes: 2.400 mg (por 100 gramos).
Aceitunas negras: 750 mg
Apio crudo: 125 mg
Hígado de cerdo: 185 mg
Cangrejos: 1.000 mg
Jamón serrano: 930 mg
Salchichas de cerdo: 950 mg
Galletas de aperitivo: 1.100 mg
Gambas cocidas: 185 mg
Guisantes congelados: 115mg
Huevo entero: 122 mg
Judías en conserva: 235 mg
Mantequilla fresca: 987 mg
Mantequilla de cacahuete: 605 mg
Margarina: 980 mg
Mejillones: 280 mg
Pan de centeno: 557 mg
Pan de trigo: 505 mg
Pan integral: 520 mg
Patatas de bolsa: 1.000 mg
Pavo: 130 mg
Pepinillos en vinagre: 1.400 mg
Merluza frita: 170 mg
Salmón al horno: 115 mg
Sardinas en aceite: 820 mg
Queso manchego: 600 mg
Requesón: 220 mg

Tocino frito: 1.010 mg
Salsa catsup: 1.300 mg

Alimentos más pobres en sodio

Acerola: 8 mg
Aguacate: 4 mg
Albaricoque natural: 1 mg
Avellanas naturales: 2 mg
Arroz blanco sin sal: 2 mg
Berenjenas: 1 mg
Berros: 14 mg
Brécol: 13 mg
Castañas naturales: 6 mg
Calabacín: 1 mg
Cebolla: 10 mg
Harina de maíz: 1 mg
Cerezas: 2mg
Ciruelas naturales: 1 mg
Coles de Bruselas: 14 mg
Dátiles frescos: 4 mg
Endibias: 14 mg
Espárragos frescos: 1 mg
Fresas: 1 mg
Champiñones frescos: 15 mg
Lechuga: 9 mg
Limón: 1 mg
Macarrones al natural: 1 mg
Manzana: 1 mg
Melocotón: 1 mg
Miel: 5 mg
Naranja: 1 mg

Papaya: 3 mg
Patatas hervidas sin sal: 2 mg
Patatas fritas sin sal: 6 mg
Pimiento crudo: 13 mg
Piña natural: 1mg
Plátanos: 1 mg
Sandía: 1 mg
Pomelo: 1 mg
Tomate natural: 3 mg
Harina de trigo: 2 mg
Germen de trigo: 3 mg
Uvas: 3 mg

NOTA: Un alimento rico en sodio no tiene por qué ser perjudicial para la salud si va equilibrado en potasio. Recomendamos, por tanto, examinar el contenido en potasio y sodio de los alimentos.

Dieta adelgazante para enfermos de gota o reumatismo

Ya no es lo que era. De ser una enfermedad padecida por las clases acomodadas, amantes de la caza, los mariscos y las vísceras, la gota ha pasado a ser ya de dominio público. El desarrollo económico ha llevado la enfermedad a todas las personas, enmascarada bajo el nombre genérico de enfermedades reumáticas, aunque la causa y el problema es básicamente el mismo. El consumo diario de carne de mamíferos produce una serie de alteraciones de la salud más o menos graves, quedando así explicadas la gran proliferación de las enfermedades degenerativas y articulares que padece el mundo occidental.
Se piensa que son las proteínas las principales causantes de estos males, pero cuando el consumo viene del pescado, de las

legumbres o de la soja (todos tan ricos en proteínas como la carne), la enfermedad no se declara, prueba que no son en realidad las proteínas las causantes sino el resto de las sustancias que les acompañan.

La carne de mamíferos, y en mayor proporción las vísceras, contiene una gran cantidad de purinas, las cuales, entre otros males, elevan la cantidad de ácido úrico en sangre. Si además la mezclamos con un "exquisito" vino, condición indispensable – dicen- para que la carne se paladee con deleite, las materias nitrogenadas del vino se transformarán en nuevas purinas. Incluso así, faltaría un nuevo detalle para que la enfermedad reumática se declarase y es la ausencia de agua como bebida. Sin ella (el vino no puede suplirla), el riñón no filtra adecuadamente y se generan oxalatos, urea y tofos, que se acumularán en las articulaciones o en el dedo gordo de los pies. Esta cristalización produce unos dolores muy agudos y una limitación muy importante del movimiento.

Por tanto y para que la dieta sirva al mismo tiempo para bajar de peso y mejorar la enfermedad reumática, lo más eficaz es suprimir las proteínas de origen animal y comer solamente las vegetales, las cuales no generan un incremento de ácido úrico en sangre. Aunque las proteínas en si pueden parecer iguales, si su composición en aminoácidos lo es, lo cierto es que su metabolización es diferente y mientras unas son perjudiciales las otras son beneficiosas.

También es conveniente aumentar la ración de carbohidratos complejos, ya que facilitan la excreción del ácido úrico, mientras que las grasas animales lo dificultan. Hay que beber bastante cantidad de agua, entre dos y tres litros diarios, y evitar todo aderezo en las comidas que no sea natural, o sea, vinagre de manzana, limón y especias aromáticas como el romero.

El modo de cocinar es muy importante, ya que si se ponen los alimentos en agua fría es posible que las purinas pasen al agua, lo que no ocurre cuando se añaden al agua ya caliente. No obstante, esto es en el caso de que se coman alimentos animales, ya que con los vegetales no se da esta circunstancia al no contener purinas.

Alimentos aconsejados
Yogur, quesos frescos, kéfir, carne de ave sin la piel, pescados en general (moderándose en los azules), huevos, pan y pastas integrales, judías verdes, zanahorias, acelgas, alcachofas, lechuga, patatas, frutas en general, mantequilla, infusiones de hierbas (bardana, harpagofito) y zumos de frutas.

Alimentos desaconsejados
Todas las grasas de procedencia animal, la carne de mamífero, incluidas las vísceras y los embutidos, el jamón, el cordero, la caza, los mariscos, los guisantes, las setas y champiñones, las espinacas, los espárragos y cualquier tipo de bebida alcohólica.

Contenido en ácido úrico de algunos alimentos

Arenque: 207 mg (por 100 gramos.)
Carne de pavo: 151 mg
Carne de pollo: 155 mg
Salmón: 139 mg
Hígado de ternera: 360 mg
Molleja de ternera: 990 mg
Hígado de vaca: 330 mg
Bacalao: 70 mg
Caldo de ternera: 1.270 mg
Lomo de cerdo: 145 mg

Cerveza: 18 mg
Espinacas: 80 mg
Espárragos: 25 mg
Champiñones: 54 mg
Langosta: 66 mg
Jamón serrano: 139 mg
Lentejas: 66 mg
Sardinas en aceite: 350 mg
Ostras: 87 mg

Ejemplo de una dieta antirreumática

Desayuno
Achicoria con leche, mantequilla vegetal, mermelada con tostadas y un zumo de naranja.
Achicoria, leche de almendras, muesli con frutos secos y mermelada sin azúcar. Zumo de frutas.
Comida
Judías verdes con tomate y cebolla. Trucha con patatas. Postre.
Patatas guisadas con zanahorias y judías verdes. Pescado a la plancha con zumo de limón. Pera o sandía.
Pasta italiana con tomate, queso rallado y nuez moscada. Carne vegetal con judías verdes. Melón o manzana.
Merienda
Infusión de hierbas. Queso fresco con pan.
Infusión de hierbas. Pan tostado con paté vegetal.
Yogur y un bizcocho sin nata o crema.
Cena
Caldo vegetal con zanahorias, cebolla y acelgas. Un huevo con patatas. Una manzana.
Sopa de sémola, un huevo cocido o pasado por agua. Naranja.

Caldo o sopa de pescado. Croquetas o empanadillas con tomate. Fruta.

Alimentos más ricos en magnesio, mineral muy recomendable en las afecciones articulares

Aceitunas verdes: 22 mg (por 100 gramos)
Almendras: 270 mg
Aguacate: 45 mg
Apio: 22 mg
Avellanas: 180 mg
Brécol: 21 mg
Cacahuetes: 175 mg
Café instantáneo: 450 mg
Cardos: 65 mg
Castañas: 40 mg
Harina de maíz: 106 mg
Coco rallado: 75 mg
Berza: 57 mg
Dátiles: 68 mg
Espinacas: 60 mg
Gambas cocidas: 50 mg
Guisantes: 124mg
Mantequilla de cacahuete: 170 mg
Melaza de caña: 46 mg
Nueces: 250 mg
Pan de centeno: 42 mg
Pan integral: 75 mg Pasas: 35 mg
Salmón: 30 mg
Pistachos: 150mg
Germen de trigo: 330 mg

Dieta adelgazante para enfermos del riñón

Lo importante de esta dieta es que no sobrecarga el riñón, especialmente cuando existe una insuficiencia. Mediante el tratamiento médico y la combinación con la dieta se busca también asegurar un equilibrio hidrosalino correcto, mantener el balance del nitrógeno y favorecer la expulsión de las sustancias tóxicas habitualmente presentes en la orina.

El problema es que estos enfermos no soportan bien las proteínas ni las grasas, por lo que la alimentación debe ser primordialmente basada en hidratos de carbono. Las proteínas hay que ajustarlas en base a la eliminación de las sustancias nitrogenadas de cada enfermo, y aunque las de origen animal son más completas en aminoácidos esenciales tienen el inconveniente de que también aportan más grasas y ácido úrico. Una vez más, las proteínas procedentes de los vegetales son las más adecuadas o quizá las que vienen del pescado o las algas.

La abundancia de hidratos de carbono será esencial, ya que con ellos se reduce el catabolismo de las proteínas, favoreciendo su combustión, por lo que no existe inconveniente en dar azúcares naturales como la fructosa, el azúcar moreno o la miel. Las grasas por supuesto serán de origen vegetal, evitando sobre todo no calentarlas demasiado y tomarlas con preferencia en estado crudo.

El agua no hay que restringirla y una vez sabido el volumen de orina que se expulsa diariamente hay que tratar de aumentarlo en unos 700 cc. No es necesario que sea pobre en sodio e incluso en algunos casos, como en el aumento de la diuresis, quizá sea necesario aumentar la dosis de sal. En el caso de que necesitemos eliminar todo el sodio posible de los alimentos (si existen edemas), bastará con poner los alimentos en agua previamente caliente y cocinar largamente, siendo conveniente tirar el agua a los pocos minutos y añadirle nuevamente la misma cantidad hasta completar el guiso. Si lo que deseamos es eliminar el potasio dejaremos las verduras en agua fría por lo menos media hora antes de guisarlas.

Alimentos aconsejados

Leche, queso fresco, yogur, kéfir. Huevos, cereales, pastas italianas, verduras en general, patatas, frutas del tiempo, aceites vegetales. Miel, azúcar moreno, melazas. Zumos de frutas y verduras, así como infusiones de brezo, cola de caballo, vara de oro o grama.

Alimentos desaconsejados

Quesos fuertes o fermentados. Carnes en general y especialmente los embutidos. Pescados ahumados, salados, en conserva o mariscos. Legumbres en lata, conservas, chocolate, caldos concentrados o sopas en sobre.

Ejemplo de dietas para el riñón

Desayuno
Achicoria o malta, pan tostado y mermelada.
Infusión de ginseng, margarina y mermelada con pan.
Comida
Coliflor con besamel, carne de pollo y un poco de arroz blanco.
Patatas cocidas con salsa de tomate, ensalada de lechuga con vinagre, aceite y especias sin sal, pescado blanco.
Arroz blanco con berenjenas, huevos duros con pimientos y patatas, fruta.
Merienda

Infusión de plantas con alguna galleta.
Cena
Caldo de verduras con alguna patata. Calabacín con revuelto de huevo. Fruta.
Puerros en puré de patatas, pescado con besamel, manzana.
Puré de zanahorias, tortilla de cebolla y fruta.

Contenido en potasio de algunos alimentos

(En principio, favorable para eliminar líquidos, salvo contraindicación expresa del médico.)

Almendras naturales: 770 mg (en 100 gramos)
Aguacate: 600 mg
Albaricoque: 280 mg
Apio: 340 mg
Avellanas: 700 mg
Berros cultivados: 600 mg
Brécol: 240 mg
Hígado de buey: 380 mg
Cacahuetes tostados: 700 mg
Café instantáneo: 3.000 mg
Cardos: 500 mg
Castañas frescas: 450 mg
Cebolla cruda: 150 mg
Jamón serrano: 320 mg
Ciruelas naturales: 170mg
Coco rallado: 350 mg
Berza: 400 mg
Achicoria: 420 mg
Dátiles secos: 640 mg
Escarola: 290 mg

Espinacas: 320 mg
Guisantes congelados: 130 mg
Higos secos: 640 mg
Champiñones frescos: 410 mg
Lechuga: 175 mg
Zumo de limón: 140 mg
Manzana: 110mg
Mejillones: 310 mg
Melaza de caña: 910 mg
Melocotón: 200 mg
Melón: 250 mg
Nabo crudo: 260 mg
Naranja: 200 mg
Nueces: 600 mg
Pan de centeno: 140 mg
Pan integral: 270 mg
Pasas: 760 mg
Patatas fritas: 850 mg
Patatas de bolsa fritas: 1.100 mg
Pavo: 360 mg
Pepinillos en vinagre: 200 mg
Merluza frita: 340 mg
Salmón: 440 mg
Sardinas en aceite: 590 mg
Pimiento verde: 210 mg
Plátanos: 370 mg
Pistachos: 970 mg
Rábanos: 260 mg
Repollo: 230 mg
Carne de ternera cocida: 500 mg
Tocino ahumado: 430 mg
Tomate: 240 mg

Germen de trigo: 820 mg
Yogur: 140 mg

TRATAMIENTO ADELGAZANTE DE EFECTO RÁPIDO

Ya sabemos que una bajada rápida y drástica del peso corporal no es adecuada para la salud y, además, los kilos perdidos se recuperan posteriormente con la misma rapidez e incluso con algunos adicionales. No obstante, y a pesar de todos los razonamientos sensatos, hay multitud de personas que necesitan perder con urgencia esos kilos que le sobran y prefieren correr ciertos riesgos si consiguen sus deseos.

Es comprensible que una persona para la cual su físico esbelto sea el "modus vivendi" necesite sin dilación perder cuatro o cinco kilos en el plazo máximo de un mes, como también lo es para una persona que se va a casar y quiere causar buena impresión a su pareja, o para quien acude a una boda o planea unas vacaciones importantes. Para ellos cualquier razonamiento no es válido si no les lleva a recuperar en un corto plazo su figura deseada.

Esta dieta que les planteamos a continuación está elaborada para ellos, aunque se ha tratado de que sea lo menos lesiva posible para la salud, que no produzca efectos de rebote importantes al suprimirla y que, por supuesto, sea tan efectiva como necesiten.

La solución es tan simple como conocida: dieta equilibrada pobre en grasas y ejercicio físico.

Pero el principal problema que surge con estas dietas rápidas es que el organismo tiende a disminuir la masa muscular en primer lugar y no las grasas. Además, la pérdida de esa masa muscular produce una disminución en el metabolismo y con ello una menor quema de calorías, problema aún más intenso cuando sabemos que un kilo de masa muscular quema setenta veces más calorías que un kilo de grasa. Por eso, una dieta rápida para adelgazar debe impedir la destrucción de la masa muscular e incluso favorecer su desarrollo. Haciéndolo así, conseguiremos quemar más calorías por día e incluso mejorar nuestro aspecto externo, ya que las calorías consumidas podrán ser a costa de las grasas de reserva, aquellas que precisamente queremos eliminar. pero existe un problema añadido a este aumento de la masa muscular, que es el causante de no pocas decepciones: aunque eliminemos grasas, michelines y demás, y ganemos musculatura en aquellas zonas que más necesitamos (pectorales, piernas y abdomen), es posible que no adelgacemos ni un gramo. La disminución de la grasa queda anulada a efectos de peso por el aumento de la estatura. Si tu control del adelgazamiento lo realizas con una báscula y no con el espejo como sería recomendable, posiblemente abandones este programa por inútil, cuando no debiera ser así. En este programa la báscula es tu enemigo y deberá sustituirla por el espejo o la ropa habitual. Si lo haces así tu figura ganará en belleza, fortaleza y agilidad, además de ver reducidos tus michelines, cintura y glúteos.

Ejercicio

No es que sea tan importante como la dieta, pero también constituye una parte importante en los programas de adelgazamiento. pero como no es cosa de que empieces bruscamente a realizar un deporte, te recomendamos que te lo tomes con calma y no trates de recuperar en unas horas la forma física que tenías hace algunos años. Esto te llevará como mínimo seis semanas, justo lo que necesitas para cambiar tu imagen.

Los primeros días no realices otra cosa que caminar una distancia al menos el doble que la habitual, pero si lo habitual es nada trata de no coger el coche y pasarte a los medios de transporte urbanos. Te asombrarás de lo que cansa esperar al autobús, ir en pie todo el trayecto, sujetarte para no caerte y luego andar un buen trecho hasta tu lugar de trabajo. Si además tienes jornada partida, este "esfuerzo" lo tendrás que hacer cuatro veces al día.

Una vez que has superado estos primeros días y te has adaptado perfectamente a los medios de transporte, deberás aumentar tu esfuerzo escogiendo siempre una parada más lejos de la que te corresponde. Dado que el recorrido suele estar al menos a una distancia de quinientos metros, deberás calcular bien tu tiempo para no llegar tarde al trabajo. Por supuesto, no caigas en la tentación de ir sentado todo el trayecto.

Al cabo de quince días ya habrás sacado a tu cuerpo del sopor de muchos años de inactividad y podrás avanzar aún más en ello. Cuando regreses a tu casa realiza la compra en alguna tienda más alejada de lo habitual y procura comprar aquellas cosas que pesan mucho y que antes cargabas en el maletero del coche. Ya sabes: patatas, cebollas, fruta y hasta un melón si es la época. En pocos días tus brazos, hombros y piernas se pondrán robustos.

pero aún te quedan algunos esfuerzos más si quieres ponerte en una estupenda forma física. Tienes que subir las escaleras de tu casa sin la ayuda del ascensor, incluso cuando vas cargado con las bolsas de la compra. Si vives en un piso bajo sube al menos dos veces al día hasta el último piso, no más del quinto, y una vez si vives en una torre. Con ello tus muslos adquirirán una fortaleza y dureza extraordinaria, lo mismo que tus glúteos, y todo ello en menos de un mes. Además, en este programa de acondicionamiento no hemos tocado aún la dieta, por lo que es posible que puedas seguir comiendo con normalidad, salvo los alimentos grasos.

Si eres uno de esos afortunados que no están sujetos a un empleo con horario rígido o dispones de unas semanas de vacaciones, quizá te agrade más la idea de hacer un ejercicio físico más interesante que éste que te hemos propuesto. De todas maneras, aunque te parezca aburrido, no lo desprecies porque puede ser tan eficaz como acudir a un gimnasio.

Estas son otras soluciones alternativas para realizar ejercicio:

1- Da un breve paseo en bicicleta al mediodía, justo antes de empezar a comer. Si no dispones de un lugar adecuado, cambia la bici por un corto paseo a pie de quince minutos, pero a paso muy rápido. Lo importante es mantener el mismo ritmo durante todo el tiempo y no realizar pausas.
2- Utiliza una cinta de correr estática, un aparato de remos o un simulador de esquí. Empléalos todas las mañanas antes de ir al trabajo y así conseguirás acelerar el metabolismo durante casi veinticuatro horas.
3- Si tu profesión y recursos económicos te lo permiten, puedes suplir todo ello por nadar, jugar al tenis o hacer footing, pero para que sea efectivo tienen que reunir las siguientes cuestiones: realizarlo al menos cinco días a la semana (no vale pegarse una paliza los sábados), no competir con nadie o al menos no ir a ganar, y no agotarse excesivamente.

La primera semana basta con una duración no superior a los veinte minutos, la segunda aumenta a los veinticinco y la tercera hasta la media hora, tiempo que podrás ampliar si tu condición física anterior era aceptable. Si no es así, recuerda que el agotamiento está absolutamente contraindicado y deberás tomarte las cosas con calma.

Si eres de constitución delgada, pero has acumulado muchos kilos en los glúteos, cintura y muslos, quizá te sería conveniente hacer una tabla de ejercicios con pesas que te darán volumen a las zonas que tienes poco desarrolladas, al mismo tiempo que reduces algo las voluminosas. Lograrás resultados más intensos en cuanto al desarrollo y menos en la reducción, pero al final tu figura en general mejorará sensiblemente.

La alimentación

Para controlar un poco la sensación de hambre deberás empezar por beber más agua de lo habitual, hasta ocho vasos extras al día. Con ello mantendrás a tu estómago calmado y además realizarás una hidratación extra de tu piel, al mismo tiempo que ayudarás a funcionar a tus riñones. Si, como te hemos indicado anteriormente, estás realizando un ejercicio diario, el agua te será imprescindible.

Para desayunar tienes que comer alimentos muy energéticos y para ello nada mejor que un plato de cereales (mejor integrales) con leche o yogur y algo de fruta. Te mantendrán muy activo todo el día, pero sin ganar un gramo de grasa extra. Las personas que desayunan una taza de café sin leche ni azúcar, en la creencia de que así empiezan a adelgazar, cometen un error tremendo tanto a nivel de salud como a nivel de adelgazamiento. Si no te gustan las cosas amargas, puedes emplear sin problemas azúcar moreno o fructosa, ya que no te engordarán y harán que el desayuno sea, al mismo tiempo, sabroso y energético. Eliminar el terrón de azúcar del café no contribuye precisamente a eliminar calorías extras, ya que apenas si te aportan treinta calorías, cantidad insignificante para tu dieta. Y eso mismo vale para la leche descremada, la cual es un invento de las empresas alimentarias que no aporta nada bueno para la salud. Si te gusta la leche o el yogur, tómalo entero y no consumas ese subproducto tan manipulado que te quieren vender bajo el aspecto de algo saludable.

La hora de la cena ya es bien sabido que no es el mejor momento para comer en abundancia. Durmiendo no necesitamos nada más que 75 calorías a la hora, lo que multiplicado por las ocho horas habituales de sueño nos dan 600 calorías. Basta, por tanto, una cena sencilla a última hora de la tarde, sin grasas y pobre en proteínas, para que te levantes plenamente descansado. En este sentido la clásica ensalada mixta, una sopa en invierno, algo de fruta y queso fresco, serán suficientes.

Una última recomendación: si sueles tener hambre a media mañana o por la tarde, puedes tomar algún alimento rico en grasas que te ayudará los primeros días a controlar la sensación de hambre. Sacian mucho y permanecen largo tiempo en el estómago, siendo los mejores la mantequilla, los cacahuetes o algún queso duro. Mientras no te excedas en la cantidad y los utilices solamente como emergencia para los primeros días, no hay problema en consumirlos.

Finalmente, no cuentes las calorías que consumes al día, no te obsesiones por lo que marque la báscula, no te mires los michelines cada hora y no te agotes para conseguir mejorar tu tiempo deportivo del día anterior. Disfruta con el nuevo ritmo de vida, con las comidas que has elegido, y considera este programa de adelgazamiento como un placer, nunca como un sufrimiento necesario.

Capítulo 7

ALIMENTOS DE ESPECIAL INTERÉS

Esta relación trata sobre aquellos alimentos o suplementos a la dieta que tienen especiales propiedades en los tratamientos para adelgazar. Son nutritivos, fáciles de digerir, muy energéticos, saludables y no aportan grasas inadecuadas. Aunque hace años solamente se podían encontrar en las tiendas de herbodietética, en la actualidad ya están en las estanterías de los mejores supermercados.

Lecitina

Se trata de un componente orgánico presente en nuestras células y que es fabricado por el hígado, almacenándose especialmente en la vesícula biliar como parte de la bilis. También se encuentra en alimentos como la yema de huevo, la leche virgen, el yogur y algunas leguminosas, especialmente en la soja.
Su misión en el organismo había sido menospreciada hasta hace algunos años, averiguándose entonces que era una sustancia lipoide (grasa) que emulsionaba otras grasas más densas. Nuestro organismo la vierte en el duodeno, conjuntamente con la bilis, cuando detecta la presencia de grasas saturadas procedentes de los alimentos.

Estas son las propiedades más importantes:

▪ Actúa como emulsionante mediante una reducción de la tensión superficial de las grasas densas, saturadas. De esta manera, licua parcialmente las grasas poco digestibles y las transforma en sustancias más líquidas capaces de atravesar sin dificultad la mucosa intestinal. Esta acción es complementada mediante la presencia de los ácidos biliares y las albúminas.

- Reduce la viscosidad de cualquier sustancia compacta y aumenta la cantidad de agua en ella, facilitando de esa manera su paso a través del cuerpo y con ello su eliminación por heces.

- Actúa como antioxidante incluso en cantidades muy pequeñas, evitando la producción de los temibles radicales libres que se generan por el cizallamiento de las grasas saturadas.

- Facilita la ligazón de las grasas con el agua, por lo que la digestión se hace mucho más fácil y rápida.

- Aporta fósforo orgánico, muy activo e inocuo, el cual se incorpora rápidamente a la pared celular.

- Tiene un efecto rejuvenecedor.

- Mejora la memoria.

- Ayuda al buen funcionamiento vascular y evita la esclerosis de las paredes arteriales.

- Mejora la hidratación y elasticidad de la piel.

- Tiene un efecto adelgazante, especialmente en aquellas personas que comen grasas animales.

- Conjuntamente con el calcio, ayuda a la buena formación de los huesos.

- Ayuda a disolver los depósitos de grasa acumulados en el tejido adiposo.

- Posee acción energética.

- Reduce los niveles de colesterol.

Cómo tomarla:

- Se debe ingerir siempre en presencia de los alimentos, si lo que pretendemos es mejorar la digestión

- Es imprescindible tomarla cuando comamos alimentos grasos.

• Si solamente buscamos un efecto adelgazante, la tomaremos antes del desayuno
• Si buscamos ambos efectos, adelgazante y digestivo, tomaremos una dosis antes de las tres comidas.
• Cuando queramos mejorar el colesterol la dosis más imprescindible es la de la noche.
• Para mejorar la salud en general y conservar el buen estado de las arterias, basta con una dosis al día, antes del desayuno.
• Si la tomamos en forma de gránulos es necesario masticarla algo, lo mismo que si lo hacemos mediante comprimidos masticables. Existen también perlas elaboradas solamente con su aceite, que son muy adecuadas para aquellas personas que no les gusta el sabor puro de la lecitina.
• Nunca hay que mezclarla en la fritura de los alimentos ni con otros ingredientes que estén muy calientes.

Polen

Hablamos del polen que las abejas recogen con sus patas mientras realizan su trabajo entre las flores y que es atrapado por unas celdillas adecuadas cuando llegan a los panales. Este alimento concentrado contiene prácticamente todos los nutrientes necesarios para la vida, entre ellos todos los aminoácidos (esenciales y no esenciales), vitaminas, minerales, oligoelementos, ácidos grasos poliinsaturados, azúcares de absorción rápida y diversas sustancias antibióticas. También es muy rico en fitosteroles, unos compuestos vegetales que estimulan la formación y excreción de hormonas sexuales.
En las dietas de adelgazamiento es un complemento a la dieta de gran interés, especialmente en personas con obesidad localizada y que no desean perder volumen en los brazos, pecho o espalda. Mediante su ingestión se aportan sustancias anabolizantes que,

sin engordar, producen un aumento de firmeza precisamente donde más nos interesa.

Se toma preferentemente en ayunas, masticándolo muy bien para romper su cutícula externa y en una dosis media de una cucharada sopera al día.

Hay que conservarlo muy bien tapado, al abrigo de la humedad, ya que es muy higroscópico y puede almacenar agua y con ello ciertos hongos.

Además de sus buenos efectos como nutriente, posee también interesantes propiedades medicinales, entre ellas:

- Es muy eficaz en casos de prostatitis.
- Es un moderado antidepresivo natural.
- Ayuda al crecimiento en los niños.
- Fortalece el sistema defensivo.
- Mejora la visión.
- Tomado en los meses de invierno, ejerce una buena protección contra las alergias primaverales.
- Mejora las funciones digestivas, especialmente después de la toma de antibióticos.
- Tiene un interesante efecto antibiótico en las infecciones por estreptococos.
- Mejora la memoria y la concentración.
- Aumenta la cantidad de glóbulos rojos.

Semillas de lino

Las semillas de lino se emplean básicamente como suplemento para combatir el estreñimiento, por lo que resultan útiles en las terapias de adelgazamiento.

Pertenecen a la familia de las lináceas y, además de contener un 40 por 100 de aceite rico en ácidos grasos esenciales, contienen resinas, proteínas, mucílagos y linamarina, un glucósido.

Se puede emplear como laxante tomándolo en ayunas y antes de acostarse, con lo cual se aseguran unas deposiciones voluminosas y sin dolor. En este aspecto no se le conocen efectos secundarios y con el tiempo llegan a corregir el estreñimiento.

También lo pueden tomar sin problemas los diabéticos, por su pobre contenido en glúcidos, y puede aplicarse en forma de cataplasma para furúnculos, tumores benignos, bronquitis y abundancia de moco bronquial. De igual modo, la medicina tradicional lo recomienda para efectuar lavativas.

Se puede emplear también:

- Como diurético.
- Suavizante intestinal.
- En las cistitis (se aplica una cataplasma caliente en el bajo vientre)
- En las nefritis e infecciones renales.

Germen de trigo

Se vende preferentemente en forma de escamas, que se pueden agregar a cualquier plato de sopa o guiso, e igualmente se puede emplear para empanar otros alimentos. No tiene apenas sabor, por lo que no modifica el sabor original de los alimentos y se recomienda añadirlo unos segundos antes de retirar la comida del fuego.

El germen de trigo forma parte de la harina integral, pero en la elaboración del pan blanco se elimina porque su riqueza en grasas hace más difícil la manipulación y conservación del pan. Con ello se priva al pan de su mejor nutriente y se ofrece al público el producto final que ya conocemos.

Afortunadamente, el precio del germen de trigo en escamas es muy bajo y su consumo no supone un gasto significativo, mucho más si tenemos en cuenta los múltiples beneficios que nos aporta. En las dietas de adelgazamiento resulta muy interesante su incorporación habitual a los alimentos, ya que, además de no engordar, aporta una cantidad importante de aminoácidos y ácidos grasos esenciales, y una porción nada despreciable de vitaminas.

Para su conservación es muy importante guardarlo al abrigo de la luz, del calor y sobre todo de la humedad. También se vende su extracto en forma de aceite puro o perlas, pero en este caso su indicación no es la obesidad sino otro tipo de enfermedades como el exceso del colesterol o bajo desarrollo muscular.

El germen de trigo contiene:
40 por l00 de hidratos de carbono rápidamente asimilables.
45 por 100 de proteínas de alto valor biológico.
10 por 100 de grasas poliinsaturadas, especialmente ricas en ácido linoleico.
El resto es fibra y cantidades altas de vitamina E y del grupo B.

Se puede emplear también para:
Baja fertilidad, especialmente la masculina.
Escaso desarrollo muscular.
Criptoquirdia (testículos que no descienden).
Enfermedades hepáticas.
Situaciones de necesidades extras de nutrientes, como el embarazo, deportistas, enfermedades infecciosas y debilitantes.

Aporte extra de proteínas durante el crecimiento, hemorragias, traumatismos.

Enfermedades digestivas en general.

En el postoperatorio, en quemaduras y para ayudar a cicatrizar heridas o úlceras.

Vinagre de sidra

Debería sustituir al habitual vinagre de vino, el cual en la actualidad ni siquiera se extrae de esa bebida alcohólica, sino que es solamente ácido acético. El vinagre de manzana o sidra, sin embargo, sigue siendo un producto natural y por tanto apto para el consumo cotidiano, aportando numerosas ventajas en cuanto a salud se refiere. Su incorporación en las dietas de adelgazamiento es absolutamente imprescindible.

El vinagre de manzana se produce mediante un proceso de oxidación provocado por unos microorganismos denominados *Mycoderma Aceti,* los cuales transforman en vinagre cualquier bebida que contenga alcohol. Si el producto resultante no se manipula, este vinagre conserva la mayoría de las propiedades del alimento original, sea uva, manzana o cebada, constituyendo una bebida de excelente calidad.

En el vinagre de sidra se pueden encontrar por tanto todos los nutrientes de la manzana (ácido málico, pectinas, minerales), además de las lógicas de la fermentación alcohólica acética, en especial ácido succínico, aldehídos, ésteres orgánicos y glicerinas.

Las propiedades saludables de este vinagre, que por cierto sabe igual al de vino, le permiten ser tomado en ayunas mezclado con un vaso entero de agua, lográndose una bebida refrescante, laxante, depurativa y adelgazante.

Además, lograremos los siguientes efectos:
Una mejor renovación de los tejidos gastados.
Disminución de los edemas de pantorrillas y tobillos.
Mejora en la elasticidad de la pared arterial y venosa, con recuperación paulatina de sus propiedades.
Mejora de la arteriosclerosis.
Tratamiento de los nódulos linfáticos endurecidos.

Yogur

Descubierto por los habitantes de Turquía y Bulgaria, tardó bastante en introducirse en Occidente a causa de su intenso sabor ácido, aunque una vez rota esa primera impresión ha pasado a ser considerado un alimento básico en toda la población.

La fama le viene no solamente por ser una forma saludable y digestible de tomar alimentos lácteos, sino porque parece demostrado que ayuda a prolongar la vida a través del proceso de la digestión. El secreto está en las bacterias que contiene, las cuales logran descomponer la leche a través de un proceso de fermentación ácido y ello hace que aumente su concentración vitamínica o, al menos, que se hagan mucho más asimilables. Lo mismo ocurre con el fósforo y el calcio presentes en la leche, los cuales se absorben y asimilan con una mayor rapidez y eficacia.

A nivel intestinal evita la proliferación de bacterias patógenas, tiene un moderado efecto desinfectante y aumenta el peristaltismo intestinal, lo que se traduce en una mejor asimilación de los nutrientes, una homogeneización de las partículas grasas, una mejora en la flora intestinal útil, y mayor dificultad para que aniden parásitos intestinales. Las consecuencias son una bajada en las cifras de colesterol altas, una mejor digestión, un aporte de nutrientes de primera categoría, mejora del estreñimiento o de las diarreas, así como un aporte calórico muy bajo, especialmente en cuanto a grasas.

Tiene efectos tranquilizantes, ayuda a mejorar el sueño, y constituye en suma una alternativa extraordinaria para aquellas personas que no toleran la leche o para quienes quieren estar alimentados sin engordar.

Un yogur natural contiene 5 gramos de proteínas, un gramo de grasas y 6 gramos de carbohidratos en forma de lactosa. Proporciona 60 calorías y si se le añaden trozos de frutas contiene 20 gramos de carbohidratos y 115 calorías.

Las algas

No tiene una explicación lógica el poco uso de las algas marinas como parte de la alimentación humana. Se trata de una especie que crece abundantemente en todos los mares, e incluso en los lagos de agua dulce, no necesita ningún tipo de cultivo o cuidados y se puede recolectar de manera fácil.

Una vez extraídas de manera similar a los vegetales terrestres, se pueden comer instantáneamente, congelar, liofilizar, secar, triturar y hasta hacer un extracto. No tienen toxicidad conocida, aportan la mayoría de los nutrientes necesarios para la vida y se prestan a cualquier manipulación culinaria. Sus detractores, por contra, opinan que saben endiabladamente mal y que los mares están tan contaminados que no es recomendable su ingestión.

Vamos a analizar en primer lugar estos defectos que se le atribuyen:

La mayoría de los alimentos que el hombre ingiere necesitan ser transformados mediante el calor, la salazón, la fermentación o la acidez (entre otros procedimientos), ya que en estado crudo serian imposibles de tragar o digerir.

Pongamos algunos ejemplos de alimentos considerados especialmente sabrosos: el jamón serrano en su estado natural, esto es, la pata de un cerdo vivo, no es posible comerlo crudo salvo que tengamos costumbres antropófagas. Una vez muerto el pobre animal, tampoco es posible comer eso que llamamos jamón (ni ninguna otra parte de su cuerpo), salvo que lo sometamos a un proceso de curado o fritura.

Otro ejemplo de plato supuestamente exquisito es la langosta, tan apreciada en bodas y bautizos. Traten no obstante, de comerla cruda, con el animal moviendo aún sus patas, y verán que si consiguen romperle sus patas en plena pelea la carne que tienen es imposible de masticar y tiene un sabor tan desagradable que le hará desistir de su intento, salvo que la cocine adecuadamente. Y así podría poner el ejemplo de multitud de alimentos como la merluza, el salmón, la carne de cordero o de ternera y el pollo, pues solamente nos gustan cuando los manipulamos en la cocina.

pero la mayoría de los vegetales tampoco se escapan a esta manipulación, ya que las legumbres, los cereales, los huevos o las patatas necesitan un adecuado proceso para que los podamos comer sin problemas, tanto por su sabor como por su digestión.

Las algas, por tanto, no tienen por qué ser una excepción a ello y lo único que requieren es una preparación culinaria adecuada, ya que en estado crudo no son ciertamente deliciosas. Mediante la cocción o aliñadas adecuadamente con salsas, vinagre, sal o especias, conseguiremos transformarlas en un alimento por lo menos tan delicioso como los demás.

En cuanto a la contaminación de los mares hemos de reconocer que es cierto, que están tremendamente contaminados, aunque no más que el resto del planeta. En el mar viven millones de seres a pesar de la contaminación provocada por el hombre y seguirán viviendo durante milenios, ya que su capacidad de adaptación es altísima. El mar, con sus movimientos, mareas y oleaje, oxigena perpetuamente el agua y con ello logra que se mantenga viva, ya que solamente el agua estancada se pudre. Además, tiene sus propios mecanismos depurativos, ya sea en el lodo marino, la arena, el plancton y en millones de microorganismos que digieren toda clase de residuos que para nosotros son tóxicos, pero no para ellos. Serían el equivalente a los gusanos terrestres, los insectos o las hormigas, los cuales se comen todo aquello que nosotros tiramos.

Tipos de algas
Las algas están ampliamente diseminadas por todo el mundo y crecen en lugares donde hay agua, ya sea en el mar, lagos, ríos, estanques o cuevas. Tal es su capacidad de reproducción que también se forman en las piscinas particulares, se pegan al casco de los buques o incluso es frecuente encontrarlas en los tejados de los lugares costeros. pero mientras que las algas de aguas en movimiento se emplean para la alimentación humana o animal, las otras algas se consideran parasitarias y deben ser eliminadas.
Las algas son similares a los vegetales o las bacterias, siendo capaces de realizar la fotosíntesis, gracias a su contenido en clorofila. Poseen pared celular y se agrupan en colonias, pero, al contrario que los vegetales, no tienen raíces ni un sistema circulatorio que impulse la savia por su organismo. Tampoco poseen una parte vital o central, ya que, aunque las fraccionemos, cada parte es autónoma y no depende del resto.
Pueden alcanzar grandes longitudes y tamaños, y es frecuente encontrarlas silvestres después de las mareas. Las más empleadas son: *Fucus, Kelp y Kombu*, así como las de agua dulce del tipo *Spirulina y Chlorella*. Aunque la composición

entre ellas es similar, la diferencia estriba en el alto contenido en yodo que tienen las marinas y la gran cantidad de vitamina B-12 las de agua dulce. Su color oscila entre el marrón pardo, el rojo, el verde y el azulado.

Las algas utilizan la energía de la luz, el bióxido de carbono del aire, el hidrógeno y el oxígeno del agua para sintetizar sus componentes, entre los que se encuentran gran cantidad de proteínas y ácidos nucleicos. Son capaces de metabolizar el nitrógeno del aire en proteínas, aunque también requieren para su crecimiento de ciertos minerales como el fósforo.

Su capacidad de crecimiento en el agua estancada es tan alta que pueden cubrir un estanque en cuestión de pocas horas y asfixiar al resto de los animales que viven allí. Cada célula es capaz de dividirse en solamente dos horas y, si bien esto es muy beneficioso en las microalgas de los lagos que se utilizan para el consumo del hombre, puede constituir un problema en las grandes piscinas o estanques municipales.

Composición general:
Proteínas: 55-65 %
Clorofila: 4-5 %
Grasas: 4 %
Carbohidratos: 9-12 %
Minerales: 8-13 % (selenio, cromo, cobalto, boro, calcio, potasio, titanio, fósforo, azufre, vanadio y cinc).
Humedad: 3 % (en alga seca).
Fibra bruta: 1-3 %
Carotenos: 1.400 U.I.
Vitamina B 1: 0,04 mg
Vitamina B2: 0,10 mg
Vitamina B6: 0,08 mg
Vitamina B 12: 4 mcg.

Vitamina C: 6,6 mg
Niacina: 0,73 mg
Colina: 9,3 mg
Ácido pantoténico: 0,07
Ácido fólico: 1,0 mg
Vitamina E: 0,4 mg

Propiedades

Sus propiedades como adelgazantes están fuera de toda duda y empleadas diariamente no solamente conseguiremos dar un sabor exquisito a nuestros platos, sino que lograremos estar perfectamente nutridos sin ganar peso extra. Es más, en época de penuria económica la gente de los pueblos costeros lograba sobrevivir comiendo simplemente las algas que dejaban las mareas.

Si no desea consumirla en los alimentos, algo que le aconsejamos insistentemente, puede tomarla en forma de comprimidos o cápsulas, aprovechando así sus propiedades como adelgazantes. En concreto, el alga Spirulina tomada una hora antes de las comidas disminuye el apetito al actuar sobre el centro hipotalámico que lo rige. Curiosamente, si se toma después de las comidas o antes del ejercicio, se ganará musculatura sin que aumente la grasa corporal.

El alga ***Chlorella*** posee interesantes efectos para estimular el crecimiento de los niños y como regenerador cutáneo, además de ser un eficaz antioxidante.

Las algas ***Fucus***, Laminarias y Kelp son las más empleadas como adelgazantes por su efecto estimulante sobre el metabolismo. Son eficaces, además, para curar el bocio por su gran riqueza en yodo.

Las algas *Kombu* y otras similares son las que se emplean para la cocina, dando un buen sabor a los alimentos, además de poseer propiedades adelgazantes y remineralizantes.

Soja

La soja es el grano de una leguminosa que se emplea principalmente para la extracción de un aceite comestible. Una vez extraído este líquido, queda una pasta restante con un contenido en proteínas del 50 por 100 de su peso total, el cual se utiliza para la alimentación animal.

En el comercio de la dietética la soja se emplea para numerosas aplicaciones, entre ellas:

- La harina de soja se añade a numerosos productos dirigidos a deportistas.
- Los granos verdes se utilizan, o bien para su germinación, o para preparar platos similares a las lentejas. Con la primera modalidad se preparan unas exquisitas y nutritivas ensaladas, aptas para cualquier régimen adelgazante.
- La leche de soja, obtenida mediante un proceso que incluye la puesta en remojo de los granos, su trituración y cocción, es un alimento que ha ganado miles de adeptos por contribuir a mantener las cifras de colesterol en unos niveles óptimos. También se emplea en niños que no pueden tomar leche de vaca a causa de la intolerancia a la lactosa. Se trata, en suma, de una bebida refrescante, nutritiva y muy saludable que sustituye con ventaja a la leche y no engorda.
- Los fitosteroles (isoflavonas) presentes, con una estructura química similar a los estrógenos, ayuda a mitigar los trastornos de la menopausia.

• El queso elaborado con la soja líquida, denominado tofu, se le añade sal marina para que cuaje.

• El tamari, o salsa de soja, se obtiene mediante la fermentación láctica de la soja y se emplea abundantemente como condimento en salsas y platos orientales. Se le han encontrado numerosas propiedades medicinales, aunque su gran contenido en sal aconseje prudencia en su consumo.

• Otro compuesto de soja es el miso, empleado como un concentrado de proteínas vegetales.

• El aceite de soja que se vende en el mercado es un producto muy refinado, aunque igualmente rico en ácidos grasos esenciales. No produce olor en la fritura ni confiere sabor a los alimentos, pero no soporta bien las altas temperaturas.

Jalea real

Se trata de un producto elaborado por las abejas obreras en sus glándulas faríngeas y que sirve de alimento a la abeja reina, la cual crece mucho más que el resto de la colmena precisamente a consecuencia de ese alimento concentrado.

Es muy rico en nutrientes, entre ellos un 12 por 100 de proteínas, un 12 por 100 de carbohidratos, sales minerales y vitaminas del grupo B, especialmente ácido pantoténico. Es un producto natural ampliamente estudiado y experimentado, al cual se le atribuyen propiedades rejuvenecedoras, energéticas, restauradoras del pelo, antiarrugas y estimulantes de las defensas. Se puede utilizar como aporte de nutrientes en las dietas de adelgazamiento, ya que no engorda y contribuye a mantener vitalidad y fortaleza.

Levadura de cerveza

Son hongos microscópicos que se emplean en la elaboración de la cerveza y del pan, de fuerte sabor amargo, y que se utilizan como suplemento dietético por sus numerosos nutrientes. La que se vende en el comercio está desamargada y se puede consumir en escamas, en líquido o en comprimidos, portando esencialmente vitaminas del grupo B, aminoácidos esenciales y minerales. Son muy pobres en grasas y pueden emplearse en lugar de tomar vitaminas de farmacia.

Muesli

Esta mezcla de cereales fue "inventada" por un médico suizo, el cual quería encontrar un alimento completo, muy digestivo y de buen sabor, que fuera apto para todos los enfermos de su hospital. Sus pruebas le llevaron a una mezcla de al menos cinco cereales, azúcar y frutas, la cual resultó un éxito en todo el mundo y que perdura hasta hoy. Se puede tomar como desayuno, incluso sin necesidad de leche, y aporta todos los nutrientes necesarios para las actividades cotidianas. Sustituye con ventaja a cualquier alimento dulce.

LAS BEBIDAS

Indudablemente las bebidas no pueden inducir al engorde de la misma manera que los alimentos sólidos. Su asimilación es muy rápida (incluso comienzan ya a absorberse a través de la mucosa bucal), la cantidad de nutrientes que contienen en materia sólida es muy pequeña y, salvo excepciones, no contienen grasas animales.

El agua del grifo

Normalmente posee las suficientes garantías de salubridad, ya que todos los ayuntamientos tienen un control exhaustivo y diario de las aguas destinadas al consumo humano. Pueden proceder de manantiales situados en las zonas de alta montaña más próximas, de capas acuíferas profundas y que se reservan para épocas de sequía prolongada o de los ríos más cercanos. Se almacenan en gigantescos embalses y antes de llegar a los hogares se tratan mediante decantación (eliminación natural de los residuos sólidos), filtración y depuración química mediante ozono, hipocloritos o cloro. Con este último sistema es con el que surgen más controversias, ya que los ecologistas alegan que el cloro es excesivo y que debería sustituirse por otros medios más naturales e inocuos. Sus defensores alegan que es el medio más barato y más rápido para asegurar la potabilidad del agua.

Lo que nadie puede negar es que el agua del grifo no sabe igual que la de un manantial y que en determinadas circunstancias se hace necesario recurrir al agua embotellada.

Agua embotellada

Es difícil de creer que toda el agua que se vende embotellada proceda de fuentes naturales. Ni estas fuentes pueden suministrar tantos litros, ni suelen ser de dominio privado. Por tanto habrá que pensar que una gran cantidad del agua que se vende en botellas es solamente agua depurada y no agua mineral. Nada que objetar a esta diferencia si en los envases se incluyera la distinción, ya que mientras que un agua procedente de manantiales es rica en propiedades medicinales y no contiene cantidades importantes de cloro, el agua depurada es simplemente agua del grifo filtrada.

El agua embotellada de procedencia industrial puede contener azúcar (las gaseosas), gas o estar exenta de sodio. Esta última modalidad es una maniobra más de las industrias del consumo que tratan de convencer a los usuarios de que el agua de bebida no debe contener sodio porque engorda y es perjudicial. pero lo cierto es que lo único perjudicial es eliminar el sodio del agua de bebida, ya que produce un efecto similar a beber agua de nieve.

El agua para que pueda ser absorbida y aprovechada por nuestro organismo debe contener suficiente cantidad de sales minerales, entre ellas el sodio y el cloro. De no ser así, su digestibilidad es muy deficiente y puede dar lugar a retortijones gástricos. Ese es el caso de hervir el agua del grifo con la pretensión de eliminar sustancias indeseables (?). Un lactante al que se le suministra cotidianamente agua hervida, padecerá gases y cólicos abdominales continuados. Por tanto y como resumen, nadie necesita beber agua embotellada para adelgazar y ni siquiera estar más sano. Otra cosa es que el agua del grifo de su ciudad tenga mal sabor a causa de la depuración.

Respecto a las *aguas minerales* la cuestión difiere sensi-blemente. Ya no se trata de aguas depuradas sino de verdaderas aguas medicinales a causa de su riqueza en minerales. Suelen estar sometidas a unos controles sanitarios muy estrictos y salvo fraudes ocultos podemos fiarnos de ellas.

Lo normal es que no estén gasificadas artificialmente, ya que ello eliminaría su categoría como medicinal. Pueden ser alcalinas por su contenido en bicarbonatos, sulfatadas o cálcicas, entre otras. No son adecuadas para el consumo diario, mucho menos para lactantes, y deberían ingerirse solamente bajo consejo de un experto dietista. En los prospectos que vienen incluidos en los envases figuran las indicaciones precisas de estas aguas, que nos serán de gran utilidad para mejorar ciertos estados de salud, siempre y cuando no esperemos mayores virtudes de la que nos ofrecen.

Los refrescos de frutas

Podrían ser un complemento extraordinario a nuestra alimentación si no fuera por la excesiva química y azúcar que llevan algunos. Mientras que algunas marcas insisten en que no llevan conservantes ni azúcar, otras incluyen estos aditivos a pesar de las críticas. El sentido común nos lleva a un sencillo razonamiento: si los fabricantes más poderosos no han eliminado de estos refrescos los aditivos, quizá es porque necesitan incluirlos para conseguir una caducidad más prolongada. Ningún fabricante mantendría un aditivo químico en su producto si ello le quita ventas y prestigio. Por eso la única explicación es que aquellas marcas que manifiestan que sus bebidas no contienen aditivos es porque su grado de conservación es menor. Si las bebidas se pudieran embotellar directamente de la fruta nadie las sometería voluntariamente a un nuevo proceso que encareciera el producto.

No obstante, deberemos confiar en la honradez de los fabricantes y pensar que sus productos son aptos para el consumo. De ser esto cierto, las bebidas refrescantes hechas con zumos de frutas son una buena solución para mitigar la sed aportándonos además un mínimo de un 12% de zumo natural. Otras marcas le añaden la pulpa obtenida después de sacar el zumo, gas carbónico, ácido cítrico, azúcar y vitamina C. La oferta en el mercado es tan alta que podemos escoger con libertad la que más se adapte a nuestras necesidades. Si estamos a dieta elegiremos con preferencia aquella que no contengan azúcar industrial.

Bebidas estimulantes o "inteligentes"

Hasta hace muy poco solamente existían en el mercado las que contenían cafeína o extractos de cola, pero desde el empuje de la dietética a nivel popular, los fabricantes de bebidas han encontrado un nuevo filón para el consumo convirtiendo una simple bebida refrescante en un poderoso tónico.

Desde hace muchos años existen las bebidas a base de extractos de *cola,* con fórmulas aparentemente secretas, las cuales proporcionan una modesta euforia por su contenido en cafeína, además de tener todas las propiedades de la nuez de cola, alimento natural con interesantes cualidades. Las variedades "sin cafeína" o "light" son solamente un deseo del fabricante de no perder consumidores, no aportando ninguna ventaja especial al producto base. Al cambiar el azúcar por sacarina, ciclamato, glutamato o aspartamo, no se aporta ninguna ventaja, salvo la de añadir un nuevo producto químico que antes no contenía. La cantidad de azúcar blanco que contiene un refresco es tan pequeña en nuestro consumo diario que no merece la pena cambiarlo por un aditivo. Además de cafeína contienen ácido fosfórico, carbohidratos y gas.

Las bebidas a base de té (Nestea) son una alternativa válida para aquellas personas que gustan de la acción de la cafeína, ya que los efectos de la teína son similares, al ser ambas de la misma familia química.

Los efectos secundarios de ambas pueden ser: insomnio, excitación, gastralgias por acidez, taquicardias y ligera subida de la tensión arterial. Su acción sobre el sistema nervioso central es acumulativa y, al igual que con el café, puede crear adicción. Están contraindicadas en el parkinsonismo y en la mayoría de las enfermedades mentales. Aunque suelen quitar el sueño, paradójicamente pueden producir un sueño agradable en una persona deprimida. También tienen efectos diuréticos moderados y una modestísima acción broncodilatadora, similar a la teofilina. A efectos de dieta adelgazante, y salvo su contenido en azúcar, ingeridas entre comidas mitigan bastante la sensación de hambre y producen cierta euforia que ayuda a llevar los regímenes drásticos.

Las nuevas bebidas a partir de ginseng, jalea real, aminoácidos, vitaminas y minerales pueden suponer también una buena alternativa a las tradicionales bebidas estimulantes, ya que su procedencia natural las hace recomendables. Son algo más caras, pero pueden aportarnos los beneficios medicinales de las sustancias incorporadas, por lo que en principio parecen aptas para el consumo cotidiano.

El café

Es una bebida totalmente integrada en nuestros hábitos cotidianos, constituyendo la mayoría de las veces una excusa para charlar, hacer negocios o estar entre amigos. En sus orígenes no se mezclaba con leche ni con azúcar, ya que se consideraba una adulteración del producto base. Con el tiempo las "cafeterías" se tuvieron que adaptar a los nuevos consumidores, especialmente las mujeres y los jóvenes, y el azúcar y la leche formaron parte habitual de las tazas de café, conjuntamente con los dulces.

El café es una bebida estimulante mayor que las colas, ya que la concentración de cafeína es mayor. Una taza de café puro puede contener 200 mg de cafeína (si es descafeinado, 6 mg), mientras que un refresco es posible que no llegue a los 125 mg. De esta manera, una persona que tome cinco tazas al día estará ingiriendo nada menos que un gramo de cafeína, cantidad que puede producir ya efectos tóxicos a largo plazo. Esa misma cantidad, ingerida para mitigar los efectos de una borrachera, puede llegar a ser mortal en una persona sensible o con el hígado enfermo. Del mismo modo, una persona que para mantenerse despierto (exámenes, conducir) beba varias tazas de café en pocas horas, puede acabar con un colapso cardiocirculatorio fulminante.

El café suministra, además de cafeína, ácido clorogénico y alquitranes.

Un consumo de dos tazas diarias no produce adicción ni siquiera a largo plazo y puede ser útil en las dietas. Aumenta ligeramente la tensión arterial, es diurético, estimula las contracciones cardíacas y ayuda a la concentración mental.

La cerveza

Aun siendo una bebida excelente para el consumo diario, no es aconsejable en absoluto en las dietas de adelgazamiento. Elaborada a partir de la malta y otros cereales, su peculiar sabor amargo se logra mediante el lúpulo, una planta con interesantes propiedades en medicina natural. El efecto profundamente sedante que se nota con esta bebida se debe precisamente a la presencia del lúpulo y al alcohol que se genera en la fermentación. Ambas sustancias le confieren sus principales propiedades sobre el sistema nervioso.

La cerveza, por su procedencia, aporta minerales y vitaminas al consumidor, comportándose casi como un alimento líquido, pero su contenido de alcohol la hace totalmente desaconsejable para los niños. Las denominadas "sin" contienen todavía una pequeña porción de alcohol.

pero es precisamente su contenido en lúpulo lo que obliga a guardar las distancias en las dietas de adelgazamiento, ya que esta planta medicinal aumenta el apetito, produce engorde, aumento del tamaño de las mamas (incluso en el hombre) y su contenido en estrógenos produce una mayor cantidad de leche en las mujeres lactantes. Es adecuada por tanto para engordar, en la menopausia y como inductor al sueño.

Bebidas isotónicas

Suelen contener una mezcla equilibrada de sales minerales, tales como sodio, potasio, magnesio y fósforo, así como cantidades importantes de azúcar. Se empezaron empleando solamente en las actividades deportivas, pero actualmente ya están disponibles para todo el mundo. Son una bebida excelente para los meses de gran calor, evitan los sudores excesivos y son indispensables para los deportistas. También ayudan a hidratar el cuerpo en caso de vómitos y diarreas, siendo un tratamiento de fondo adecuado para corregir arrugas prematuras.

Su mayor inconveniente es la cantidad de azúcar que puedan contener, lo que obliga a emplearlas con moderación, así como la posible contraindicación por su contenido en sodio. De no existir ninguna enfermedad, son una buena alternativa en los meses de verano, ayudando también a evitar calambres y agujetas en los deportistas.

PLANTAS MEDICINALES BENEFICIOSAS EN LAS DIETAS

Plantas depurativas

Se denominan así aquellas plantas que limpian el organismo de tóxicos o productos del catabolismo interno, los cuales no siempre se pueden eliminar con rapidez de forma natural. Estas plantas actúan sobre la piel y los riñones eliminando a través de ellos toxinas, bacterias muertas, urea e incluso algunos metales. La acción denominada de drenaje hace que puedan actuar también sobre el sistema linfático y venoso, descongestionando estas vías naturales de eliminación de tóxicos. Aunque el término "depurar" no está contemplado en la medicina oficial, para las terapias naturales constituyen uno de los puntales más necesarios para restablecer la salud en general.

Se toman siempre en ayunas.

Éstas son las más importantes
- Hojas de alcachofa, fumaria, bardana, enebro, hojas de borraja, cardo santo, ortiga verde, zarzaparrilla, tila, estigmas de maíz.

Alimentos depurativos
- Cabezas de ajo, berros, espinacas, lechuga, cerezas, limón, melón, moras, naranjas, peras, pomelos.

Plantas diuréticas

Son un excelente recurso para estimular las funciones renales sin agotarle inútilmente. Aunque algo menos potente que los diuréticos químicos, aportan la ventaja indiscutible de que no eliminan potasio y sirven al mismo tiempo como eficaces antisépticos de las vías urinarias.

No son un tratamiento específicamente contra la obesidad, pero ayudan a eliminar líquidos acumulados en el tejido conjuntivo, en los tobillos o las piernas. Son imprescindibles en el tratamiento de fondo de la celulitis.
Se toman preferentemente al acostarse.

Estas son las más importantes
▪ Hojas de alcachofa, bardana, enebro, hojas de borraja zarzaparrilla, alcaravea, perejil, tila, hojas de fresno, cola de caballo, hojas de achicoria, orégano, hojas de abedul, acedera, berros, diente de león, estigmas de maíz, gayuba, rabos de cereza, grama.

Alimentos diuréticos
▪ Alcachofas, espárragos, berenjenas, apio, calabaza, pepino, berros, nabos, cebolla, puerros, guisantes, patatas, tomate, cardos.

Plantas Sudoríficas
Ayudan a eliminar toxinas a través de la piel y por ello contribuyen a descongestionar al hígado, riñones, pulmones y sistema linfático. Son un tratamiento de fondo para aquellas personas obesas que tienen al mismo tiempo una piel marchita, con sebo, acné o granos diversos.
Se toman por las mañanas.

Éstas son las más importantes
▪ Mejorana, bardana, echinácea, saúco, sauce, hojas de borraja, hojas de fresno, espliego, orégano, hojas de achicoria, hojas de abedul, anís verde, hojas de boj.

Alimentos sudoríficos
▪ Cebolla, borraja.

Plantas Laxantes
Se emplean abundantemente en las curas de adelgazamiento, buscando realizar primeramente una limpieza intestinal y evitando posteriormente que los alimentos grasos permanezcan demasiado tiempo en el intestino y así se absorban. No son adecuadas para tratamientos prolongados, aunque se pueden emplear por un periodo no superior a los siete días.

Éstas son las más importantes
▪ Achicoria, capuchina, frángula, cáscara sagrada, hojas del melocotón, malvavisco, malva.
Alimentos laxantes
▪ Ciruelas, berenjenas, calabaza, pepino, espinacas, avena, lechuga, escarola, aceitunas, higos, moras, naranjas, pomelos.

Capítulo 8

CELULITIS

Aunque la celulitis propiamente dicha no es aquella enfermedad de tipo estético normalmente conocida, sino otra con componente infeccioso, lo lógico es analizar ambas ya que tienen muchos puntos en común.

La celulitis verdadera consiste en una inflamación aguda, difundida por los tejidos sólidos, con edema, infiltración de leucocitos y que se localiza con preferencia en la piel y el tejido subcutáneo. Esta forma infecciosa está causada por unas enzimas que producen los microorganismos, lo cual ocasiona la necrosis de las células y que se dan en personas con disminución de sus defensas. Su tratamiento debe estar dirigido por un médico.

La **celulitis común** suele afectar a las extremidades inferiores, los muslos, el vientre, las caderas, las nalgas e incluso la nuca. Hay hipersensibilidad en esa zona, la piel adquiere un aspecto de cáscara de naranja y existe también una infiltración grasa en el tejido subcutáneo que provoca endurecimientos, nudos y engrosamientos.
Con el tiempo, el volumen de la zona afectada aumenta y si pinzamos con los dedos encontraremos un engrosamiento anormal, así como pequeños nódulos bien definidos y quizá dolorosos. En ese estado, la piel tiene ya el aspecto de la cáscara de naranja y está pegada a los tejidos profundos, careciendo de movilidad.

Las causas

Hay quien sostiene que en realidad se trata de una intoxicación grasa, ya que los nódulos y depósitos de grasa están sumergidos en un líquido seroso, existe también un estancamiento de la circulación sanguínea y un edema que sugiere acumulación de líquidos. Si unimos todas estas patologías podemos pensar entonces en un trastorno metabólico, más que hormonal, pero si así fuera los hombres también lo padecerían con la misma intensidad y frecuencia, lo que no ocurre. Quizá lo que en realidad sucede es la suma de todas las teorías, esto es, que existe un trastorno hormonal en la producción de estrógenos y que esto lleva a un problema metabólico en el cual no se eliminan adecuadamente las grasas ni los líquidos. La acumulación de estas sustancias en el tejido subcutáneo produciría, por estrangulamiento, el problema circulatorio añadido.
Lo que parece obvio es que tiene que existir al menos un trastorno hormonal, ya que el hecho de que se declare solamente en la mujer nos indica ese camino. Lo que, sin embargo, desconcierta es que se pueda declarar a cualquier edad, incluso en chicas de apenas quince años, delgadas, lo mismo que puede detectarse en deportistas y mujeres que siguen regímenes vegetarianos. Todas las causas sugeridas para esta enfermedad quedan en entredicho cuando tratamos de encontrar una tipología concreta de las personas afectadas.

¿Por qué se origina el trastorno hormonal?

Si tenemos en cuenta que la celulitis afecta por igual a mujeres jóvenes que a maduras, a las delgadas y las obesas, a las deportistas y a las sedentarias, tiene que existir un lazo de unión entre todas las afectadas y, además, que esta circunstancia adversa se produzca continuamente y sea prácticamente irreversible.

Circunstancias que hacen que un trastorno hormonal persista con el paso de los años y que no afecte a la salud en general, solamente lo encontramos en la propia función ovárica y en este caso ya no se puede hablar de trastorno sino de característica. pero si la función ovárica es la que determina la celulitis tendría que ocurrir en todas las mujeres, lo que no es así ya que es obvio que mujeres que se cuidan al máximo, como las actrices o las modelos, no tienen celulitis. Analizando su forma de vida, quizás encontremos el secreto para la curación de tan rebelde enfermedad.

Por lo que sabemos, cuidan exageradamente y de manera muy continuada su peso, procurando estar siempre unos kilos por debajo de lo que las tablas le marcan. Para lograrlo llevan un estricto régimen alimentario, no solamente adecuado a las calorías que necesitan, sino en cuanto a su composición en grasas, vegetales y dulces. Consumen normalmente pan integral, beben solamente agua o zumos de frutas y vegetales, toman mucha verdura y pescado blanco, y suelen tomar suplementos vitamínicos, así como plantas medicinales.

También hacen cotidianamente deporte, no martirizan su cuerpo con brutales baños de sol sin utilizar la protección adecuada, emplean sales de baño y geles con el pH y composición adecuados, y utilizan una amplia gama de productos cosméticos para impedir que salga la temida celulitis. Por supuesto, acuden a clínicas de belleza donde las dan masajes y aplican diversos productos para mantener la piel tersa. La suma de todo ello les conduce a tener siempre ese cuerpo increíble y libre de celulitis.

Otras causas posibles

Deficiencias enzimáticas: Cuando las enzimas del cuerpo no trabajan bien, las grasas no se procesan como deben. Estos elementos, compuestos por polímeros de aminoácidos, actúan como catalizadores en el metabolismo de los seres vivos. Con su acción, regulan la velocidad de muchas reacciones químicas implicadas en este proceso.

Estado anímico: El estrés, la ansiedad y la depresión alteran el metabolismo, afectan la microcirculación y ayudan a la formación de celulitis.

Genética: La predisposición genética también ocasiona celulitis, y si la madre o abuela ha padecido intensa celulitis, las hembras de esa familia también la padecerán, especialmente si tienen desde jóvenes problemas circulatorios.

Alimentación incorrecta: El exceso de comida no ocasiona celulitis, sino tomar los alimentos inadecuados. Las comidas rápidas, los picantes y los condimentos fuertes ayudan a que los procesos del cuerpo se compliquen y aparezca la celulitis.

Drogas: La más perjudicial es el tabaco, pues la nicotina ocasiona vasoespasmo en el sistema circulatorio y con ello el estancamiento venoso.

Sedentarismo: Quienes sufren de pies planos, tienen problemas de rodillas, alteraciones de columna u otros males de ese tipo, por su falta de movimiento pueden sufrir de celulitis, al igual que quienes usan ropa muy apretada o permanecen mucho tiempo de pie, sin moverse.

Mala circulación: Puede ser el origen del problema, pues no existe alguien con celulitis que antes no haya tenido problemas de microcirculación.

Cuando los tejidos son atacados por la celulitis, se caracterizan porque:
- Al pellizcarlos se hacen más gruesos.
- La piel se pone más dura.
- Aumenta la sensibilidad al dolor.
- Disminuye la movilidad de la piel y ésta se 'pega' a los tejidos más profundos.
- Al tocarla se sienten 'bolitas' que corresponden a los nódulos de grasa que se han formado.

Clases de celulitis

Blanda: Ocasionada por el simple crecimiento, suele ir unida a la falta de ejercicio, aunque también tiene que ver con cambios bruscos de peso y flacidez muscular.

Compacta: Es frecuente en jóvenes con sobrepeso, caracterizándose por la dureza de la piel, lo que dificulta mucho la resolución.

Edematosa: Frecuentemente unida a problemas circulatorios es la menos frecuente, percibiéndose claramente las venas superficiales.

¿Cómo se origina?

Primera etapa: Es difícil identificarla, porque la paciente no la nota, pero hay ya pequeños síntomas que deben alertar, como la circulación sanguínea del área afectada que se hace más lenta, así como la dilatación de los vasitos sanguíneos y el estancamiento de la sangre. Las piernas pesadas y las pequeñas varices visibles, son las primeras señales de alarma.

Segunda etapa: La acumulación de la sangre en los vasitos ocasiona su dilatación, llegando a salir líquido al exterior, aunque todavía no se percibe externamente.

Tercera etapa: La salida del líquido produce ya reacciones químicas en el espacio ocupado, lo que ocasiona una deficiente nutrición de las células grasas afectadas. En estos momentos el líquido se espesa y su presencia dificulta los procesos de intercambio celular, haciendo que las bolitas de grasa crezcan.

Cuarta etapa: El proceso es ya visible por la afectada, pues las fibras de las diferentes capas de la piel se hinchan, dejando atrapadas a las células grasas, vasos venosos, linfáticos y nervios, impidiendo seriamente la nutrición de los tejidos.

Quinta etapa: Esta es de casos avanzados hay ya nódulos grandes de grasa que se palpan, formándose a su alrededor huecos más grandes e irregulares.

Tratamiento natural:

1- Eliminar de la alimentación los hidratos de carbono refinados, como son el pan, harinas, dulces o pastas italianas. Dado que el problema no está en el alimento en sí, sino solamente en el refinado, consumiendo alimentos integrales podemos seguir saboreando esas comidas.

2- Reducir algo el consumo de sal, pero en lugar de eliminarla cambiarla por *sal marina* o en su defecto por sal de apio o yodada.

3- Comer abundancia de verduras y hortalizas, pero no mezclarlas con productos cárnicos de cerdo o vaca. Se puede añadir algo de carne de pollo, pavo o conejo.

4- Tomar frutas en abundancia, en especial *piña* y *cerezas*.

5- Después de las comidas, beber una infusión de rabos de *cereza* y *estigmas del maíz*.

6- Otras plantas medicinales que le ayudarán son: la *cola de caballo* por su acción diurética y remineralizante, las hojas de *abedul* porque eliminan los edemas de las piernas, el *enebro* por su efecto purificador y la *ortiga verde* por el gran aporte de minerales y vitaminas, así como por su acción depurativa. La *ortiga blanca* ayudará a regular los trastornos del período, mientras que la *bolsa de pastor* es una planta antihemorrágica que refuerza, además, los capilares y las venas, impidiendo que se dilaten.

7- Tome una semana al mes suplementos de hierro, especialmente hierro asimilado en levadura que encontrará en herbolarios. La carencia de hierro se ha demostrado que es uno de los desencadenantes de las celulitis crónicas.

8- También tome suplementos de Cromo orgánico, el cual influye decisivamente en el metabolismo de las grasas y los hidratos de carbono, mejorando, además, la asimilación de la glucosa e impidiendo que se trasforme en grasa. También deberá tomar suplementos de yodo, el cual con su acción directa sobre la glándula tiroides podrá estimular el metabolismo. Lo podemos encontrar en las algas fucus, kelp o kombu, así como en la sal marina, los ajos, los rabanitos y el centeno.

9- Practique gimnasia, pero de ningún modo que sea agotadora. Si bien la gimnasia es adecuada para reducir la celulitis, su mayor efecto está en evitar que se queden flácidos los músculos, lo que indudablemente facilitará el desarrollo de la enfermedad. Practique un deporte moderado o escoja uno en el cual se trabajen mucho las piernas, como pueden ser las artes marciales (Kung-fú, Kárate o Taekwondo) o el baile. No obstante, y para que el ejercicio no sea perjudicial para la circulación, después de trabajar deberá realizar una prolongada sesión de enfriamiento progresivo. Para ello, nunca suspenda el ejercicio bruscamente y modere su esfuerzo poco a poco, hasta llegar a la fase de reposo. En ese momento, túmbese en el suelo y ponga sus piernas hacia arriba unos minutos para que la sangre acumulada en las piernas retorne. Después dese una ducha y al terminar emplee agua fría en las pantorrillas durante unos segundos.

10- No olvide beber abundante agua, antes, durante y después del ejercicio. El agua no engorda, no tiene calorías y no se acumula en los tejidos salvo que exista una enfermedad renal o cardiaca.

11- Si es usted una deportista muy activa, quizá profesional, no se olvide que el excesivo ejercicio también puede producir celulitis, aunque sus músculos sean una roca. El descanso periódico le es imprescindible, ya que es en esos momentos cuando el cuerpo aprovecha para regenerarse.

12- Utilice sin problemas los rodillos para masajes, los guantes de crin, las duchas especiales y cuantas cremas anticeluliticas pueda comprarse. No le harán daño y siempre le mejorarán algo.

13- Para un mejor efecto frótese la piel con el guante de crin para que se caliente y dilate los poros, y aplíquese entonces la loción escogida, ya que así penetrará mejor. En las clínicas especializadas le aplicarán tratamientos basándose en vendas frías, galvanoterapia, diatermia y rayos infrarrojos, entre otros, los cuales suelen ser eficaces, aunque muy caros. Si se lo puede permitir económicamente, adelante.

14- Es muy importante que haga frecuentemente ejercicios de estiramiento para las piernas.

Otros tratamientos adicionales

Cuando se declara la guerra a la celulitis todos los remedios son buenos y en la mayoría de las veces hay que utilizar varios de ellos simultáneamente si queremos lograr algún resultado. El hecho de que existan millones de mujeres de todas las edades y países con celulitis, es un dato concluyente de que el problema no tiene una fácil ni rápida solución.

El masaje

Hay quien dice que el masaje solamente adelgaza al masajista y aunque ciertamente el ejercicio lo realiza el terapeuta, los movimientos del masaje movilizan músculos, activan la circulación, quitan contracturas, potencian la linfa y ayudan a eliminar toxinas. Cuando lo aplicamos en los muslos y las nalgas, se pretende quitar los nódulos calcificados, deshacer los depósitos de grasa en el tejido adiposo y activar la circulación sanguínea y el sudor para que mediante ellos se eliminen al exterior las toxinas que se han logrado liberar.

Cada fase de la celulitis necesita de un tratamiento específico, pues tanto las maniobras, como el uso de aparatos y productos diversos no son de uso generalizado. Sin embargo, uno de los mejores aliados en el tratamiento son los masajes, combinados con una dieta equilibrada, la práctica diaria de ejercicios y los tratamientos estéticos.

El masaje aplicado correctamente es ideal para activar la circulación sanguínea y movilizar las grasas, obligándolas a desplazarse, aunque para que sea eficaz debe efectuarse profundamente y con energía, evitando la destrucción de los tejidos y pequeñas venas. Si todo es correcto, el efecto de drenaje promueve una mejor circulación en el organismo y con ello la disminución del edema subcutáneo, permitiendo el reblandecimiento de los nódulos fibrosos.

El drenaje linfático manual consigue eliminar el edema subcutáneo, permitiendo el reblandecimiento de los nódulos fibrosos que equilibran la circulación. Para potenciar el efecto del masaje, se complementa el tratamiento con corrientes de alta frecuencia que provocan una estimulación que actuará sobre la recuperación metabólica funcional, a la vez que reafirmará los tejidos. Debe efectuarse al menos durante 10 minutos y practicarse regularmente para conseguir los resultados deseados. Asimismo, cada tipo de tejido requerirá de un tratamiento adecuado que vaya de acuerdo a sus características, teniendo en cuenta el funcionamiento correcto de los órganos de eliminación, como son el hígado, los pulmones y riñones.

Presoterapia
Emplea el aire a presión con efectos similares a los de un masaje linfo-drenante natural. Utiliza unas bandas inflables que producen compresiones y descompresiones rítmicas, favoreciendo la circulación venosa, arterial y linfática, realizando un drenaje en profundidad eliminando toxinas y grasas acumuladas.

Endermología
Es una tecnología de reciente aparición basada en la aplicación de un masaje terapéutico mecánico con un aparato de control electrónico que aspira la piel, fijándola a la vez que la enrolla y desenrolla por medio de dos rodillos, rompiendo así los tabiques y los abultamientos de grasa para redistribuirla. También está demostrado científicamente que incrementa la circulación de la sangre, restaura el colágeno, expulsa las toxinas y tensa las fibras elásticas de la piel. Se necesitan 15 a 17 sesiones repartidas en 2 por semana, y los resultados se perciben a las 6 ó 7 semanas.

Ultrasonidos
Generan un efecto mecánico, térmico y químico de gran interés en los tratamientos anticelulíticos. Esta unión conduce a un

aumento de circulación sanguínea en la zona tratada, en parte debido al efecto térmico y en parte por la liberación de sustancias vasodilatadores. También hay un aumento de la permeabilidad de las membranas celulares, favoreciendo los intercambios celulares y la reabsorción de líquidos y desechos metabólicos. Como consecuencia se obtiene un efecto antiinflamatorio y de reabsorción de edemas, una despolimerización o fragmentación de las moléculas grandes, de modo que disminuye la viscosidad del medio, y una rotura de los tabiques de fibrosis responsables de la formación de los nódulos celulíticos. Finalmente, hay un efecto analgésico y de relajación muscular, y un aumento de la permeabilidad y elasticidad que favorece la penetración de sustancias farmacológicamente activas.

Sauna
Aunque el efecto depurativo es muy superficial y no logremos eliminar las toxinas internas (labor que se logra mediante la toma de plantas depurativas), conseguiremos suavizar la capa externa de la piel y eliminar acumulaciones de líquidos. Es importante que una vez finalizada la sauna nos demos una ducha corta con agua fría, especialmente en muslos, pantorrillas y glúteos.

Pomadas
Con el nombre de pomadas incluimos toda la amplia gama de soluciones cosméticas que existen, algunas sabiamente elaboradas. No confíe solamente en el precio de los cosméticos y busque mejor un laboratorio de prestigio y que se dedique a la investigación. Se emplean mucho las que contienen Hiedra, Fucus y Cola de Caballo.

Algas

Por su compleja composición rica en vitaminas, minerales, oligoelementos y aminoácidos, se han convertido en un elemento casi indispensable para el tratamiento de la celulitis, aunque hay que diferenciar entre azules, verdes, marrones y rojas, siendo las más utilizadas las verdes y las azules. Combinándolas con arcilla en aplicaciones locales, los resultados suelen ser muy rápidos y eficaces, especialmente si empleamos las verdes para luchar contra la retención de líquidos y los problemas de circulación sanguínea. Para ello hay que limpiar previamente la piel con agua y jabón, a continuación realizar un peeling para eliminar las células muertas y luego la crema anticelulítica mediante un masaje enérgico. La mezcla de algas y arcilla se aplica con un pincel, cubriendo a continuación la zona con un plástico y una toalla, para que suba la temperatura local que favorecerá la absorción de los principios activos y la eliminación de toxinas. Finalmente, lavaremos la zona con agua y aplicaremos una crema hidratante.

Medias o pantys

Los más populares emplean un material que actúa apretado la piel, activándose con el sudor y la fricción, aunque requiere que se usen, como mínimo, durante tres días, ocho horas cada día. El material tiene un compuesto llamado acetato de teofilina (THA), empleado como broncodilatador, además de otros componentes menos divulgados.

Tranquilidad

Ejercicios de relajación o yoga hacen que el estrés y la ansiedad disminuyan, logrando así que el metabolismo funcione perfectamente.

Aplicaciones locales

Se aplican limpiando previamente con agua y jabón la piel de la
zona a tratar, efectuando después un peeling (escamar o raspar la
piel) para eliminar las células muertas. Después de la
exfoliación se aplica una crema anticelulítica, siempre
masajeando enérgicamente la zona para movilizar la celulitis
todo lo posible.

Posteriormente se aplica una mezcla de algas y arcilla mediante
la ayuda de un pincel, cubriendo a continuación la zona con un
plástico y una toalla, lográndose así subir la temperatura local,
lo cual favorecerá la absorción de los principios activos y la
eliminación de toxinas. Transcurrida media hora después de la
aplicación, retiraremos el emplasto con abundante agua tibia y
aplicaremos una crema hidratante.

Esponjas de lodo

Procedentes del mar Egeo, su alto contenido en magnesio,
fósforo, yodo y minerales ayuda a disolver la grasa. Se pasan
sobre la piel con movimientos unidireccionales -desde los
tobillos hasta la cintura- y se termina con un masaje con
productos revitalizantes.

Vendas frías

Contienen componentes crioterapéuticos, productores de frío,
cuyo efecto inmediato es reforzado por la unión con aceites
esenciales de ciprés o hamamelis. Se utilizan dos veces en
semana con un tiempo no superior a 20 minutos, humedeciendo
las vendas con un tapón de líquido y cuatro partes de agua,
colocándolo como si fuera un parti. Una vez finalizada la sesión
hay que permanecer con las piernas en alto unos minutos.

TRATAMIENTOS MÉDICOS

Liposucción
Se anuncia como de resultados espectaculares y que en unas pocas horas o minutos la grasa no deseada, aglutinada en los lugares mas visibles, es extraída del cuerpo. Sin apenas dolor y salvo algunos moretones que desaparecen en pocos días, las personas que se han sometido esta cirugía ven sus cuerpos transformados. Las liposucciones más comunes son en:
Abdomen
Cadera
Nalgas
Torso superior

La liposucción utiliza un instrumento, un catéter, que succiona la grasa que será depositada en botellas u otros recipientes, evitando dañar nervios o vasos sanguíneos. Dependiendo del área a tratar, el procedimiento dura de una a dos horas por sección, no requiere hospitalización posterior y el tiempo de convalecencia es de uno o dos días antes de incorporarse a las actividades diarias. Las molestias, no obstante, suelen durar una semana o más.

Desventajas
Nos encontramos sencillamente con una operación quirúrgica, algo que siempre entraña riesgos, tal y como vemos por las denuncias planteadas. En algunos casos suelen declararse infecciones, alergias y coágulos sanguíneos en arterias. La mortandad en los Estados Unidos fue de 130 personas desde su implantación, aunque ahora la cifra se estima en 1 persona en 5000, o sea 0,02%, lo cual es muy bajo.

Los riesgos de complicaciones aumentan dependiendo de las áreas tratadas. Si el área tratada es grande o si se están haciendo varias liposucciones a la vez, el riesgo aumenta, lo mismo que si se trata de personas con diabetes o enfermedades circulatorias o del corazón.

Después de la cirugía la piel corre el riesgo de aparecer irregular o presentar una apariencia abultada y en algunos casos las personas pierden la sensitividad en esas áreas y podría hacer cicatrices. Es pues, una operación puramente estética, para mostrar una apariencia determinada en la piel, no para ser manoseada.

Aunque durante la operación no se percibe dolor gracias a la anestesia, después hay una fuerte sensación de quemadura, con inflamación, y algunas veces hemorragia e incomodidad general, recomendándose la toma de analgésicos para evitar o disminuir el dolor.

Ventajas

Indudablemente lo mejor es la rapidez, pues en apenas un mes la persona puede mostrar una mejora en su estética. Además, las células de grasa removidas con este procedimiento no crecen más y parece ser que si la persona sube de peso, se distribuye en otras áreas del cuerpo. No obstante, ello no contribuye a mejorar la salud de la persona.

Al poco tiempo la piel recupera su elasticidad y con ejercicio aumentará la firmeza.

Mesoterapia

Las inyecciones de mesoterapia son una opción fiable, y posiblemente uno de los métodos más inofensivos, si descartamos a los que proporciona la medicina natural. El aporte de ciertos medicamentos a través de inyecciones en el tejido subcutáneo, justo donde se forman los depósitos de grasa, que a su vez generan lipodistrofia, se realiza mediante unas agujas similares a las que se emplean para aplicar insulina.

En este sentido, el pinchazo apenas es perceptible, ya que de la aguja sólo se introduce la punta o cabezal, insistiéndose una y otra vez en aquellas áreas donde se acumula la grasa, principalmente en las cartucheras, región posterior de los muslos, glúteos y abdomen. Otros lugares, como la parte interna y superior del muslo, alrededor de las mamas, debajo del maxilar inferior (la papada) y la cara interna de las rodillas, deben tratarse con mayor cuidado dado que en esos lugares se localizan estructuras arteriales, venosas y nervios que deben respetarse.

Una vez que los compuestos de la mesoterapia son inyectados en la zona que circunda al tejido adiposo a eliminar, la sustancia se irriga para favorecer la circulación sanguínea y linfática, además de ayudar a la degradación de los triglicéridos. De esta manera los adipocitos se van soltando poco a poco hasta disolverse completamente, para luego drenarlos por el organismo.

Los componentes de la fórmula están basados esencialmente en la homeopatía, por lo que su inocuidad está fuera de duda, aunque los efectos secundarios pueden aparecer por una mala técnica que ocasione infecciones o pequeños hematomas. Las agujas deben ser siempre desechables y hay que preparar la piel del paciente como en cualquier inyección, además de contar con productos que vengan envasados perfectamente en envases envasados en laboratorios de prestigio.

La mezcla con elementos vegetales liporeductores, circulatorios, reafirmantes, moldeadores y de drenaje o eliminación de sustancias tóxicas, contribuye a unos mejores resultados. Los resultados se perciben desde la primera sesión, aunque son necesarias aproximadamente unas 12 para consolidar los resultados, habiéndose mencionado reducciones de hasta 40 centímetros.

Las recaídas no suelen ser habituales si la persona sigue con posterioridad unas normas dietéticas e higiénicas adecuadas, aunque en algunos casos rebeldes son necesarias hasta 40 sesiones. Comer sano, beber mucha agua y practicar algo de ejercicio, lo mismo que tomar regularmente hierbas como los estigmas del maíz, o rabos de cereza, suele ser suficiente. También son especialmente útiles las cremas y lociones termoactivas, los jabones reductores, masajes linfáticos y los guantes de crin, así como los compuestos naturales que se venden en forma de pastillas para el tratamiento interno.

Lipoescultura
Se trata de una técnica de cirugía estética indicada para eliminar acúmulos grasos (lipodistrofias) que no se acompañen de flacidez cutánea.

Se puede realizar de forma aislada o en combinación con la eliminación de los excesos grasos asociados a flacidez cutánea. Se efectúa de forma manual mediante el empleo de una cánula roma ajustada a una jeringa, no precisando posteriormente puntos de sutura, pues la incisión es de tres milímetros en cada zona tratada. Se realiza con anestesia local y ligera sedación del paciente, que permanece consciente durante la operación.
Durante la intervención no se produce pérdida de sangre y no se hace necesaria la hospitalización por lo que, una vez expulsada la anestesia, el paciente abandona la clínica por su propio pie.

Aparatos electrónicos de masaje
Se sirven de una serie de rodillos que actúan a gran velocidad e intensamente sobre la zona afectada movilizando la grasa y favoreciendo su eliminación. El resultado es una disminución de volumen y, a veces, de buena parte de la celulitis.

Aparatos de electroestimulación neuromuscular
Estimulan el músculo con ondas muy similares a las que utiliza el cerebro.
El tratamiento suele combinarse con geles y cremas para facilitar la circulación sanguínea y ejercitar los músculos más superficiales para eliminar y drenar los depósitos grasos. Ahora bien, no todos los aparatos de electroestimulación utilizan este tipo de ondas y, consecuentemente, no tienen el mismo efecto.

Lontoforesis
Aparatos que combinan las corrientes galvánica y farádica para que penetren mejor en la piel los productos anticelulíticos.

Lipólisis térmica
Combinación de varias técnicas: peeling para activar la circulación, drenaje linfático, enzimoterapia y terapia de calor o termoterapia que degrada los depósitos de grasa. Termina con un suave masaje de ultrasonidos.

OTROS LIBROS DE INTERÉS

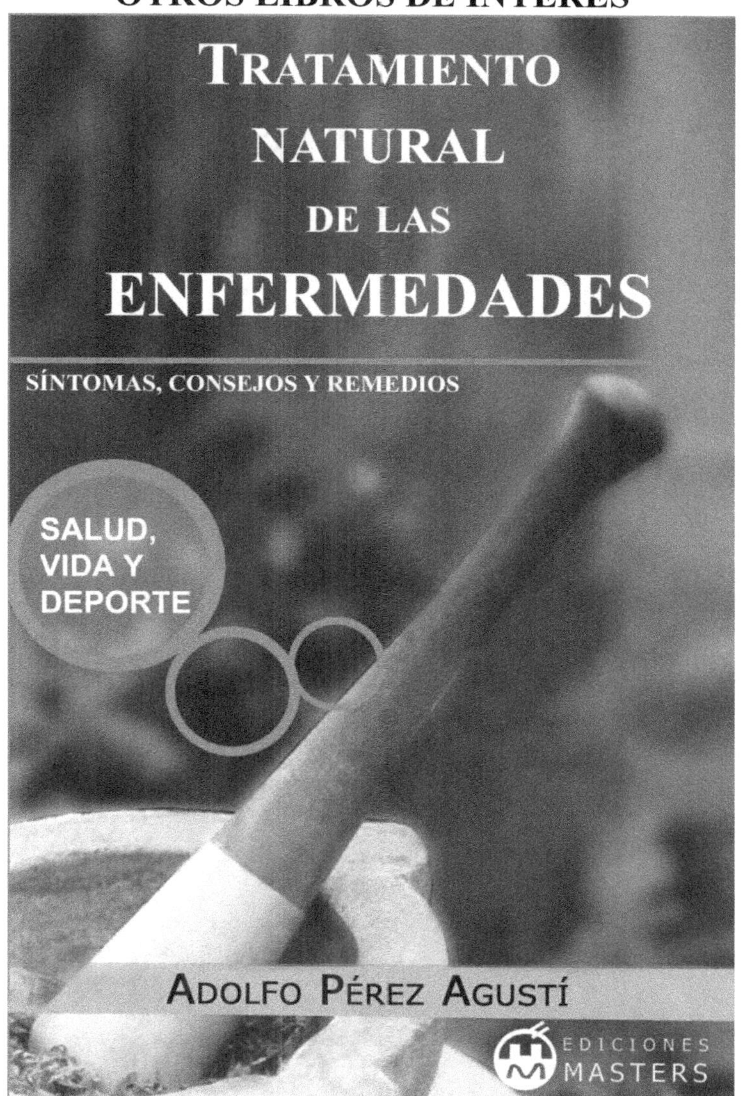

PONTE GUAPA,
sin quirófano, sin medicamentos, sin estropear tu salud

Adolfo Pérez Agustí

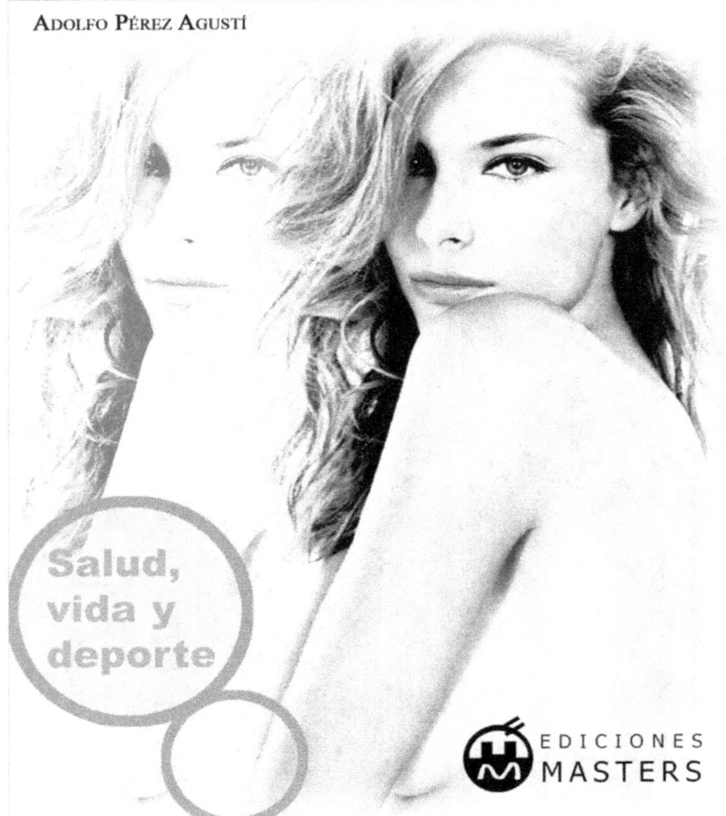

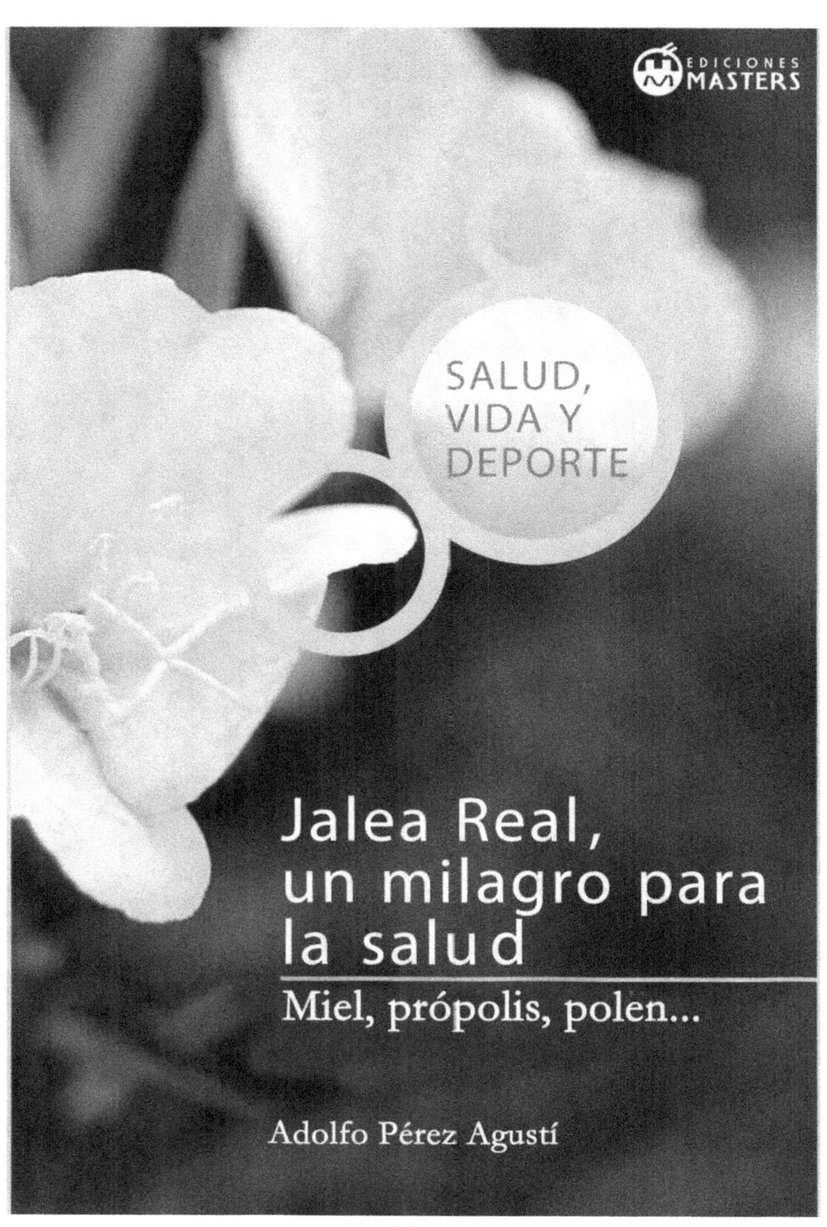

EDICIONES
MASTERS
SALUD,
VIDA Y
DEPORTE
Jalea Real,
un milagro para
la salud
Miel, própolis, polen...
Adolfo Pérez Agustí

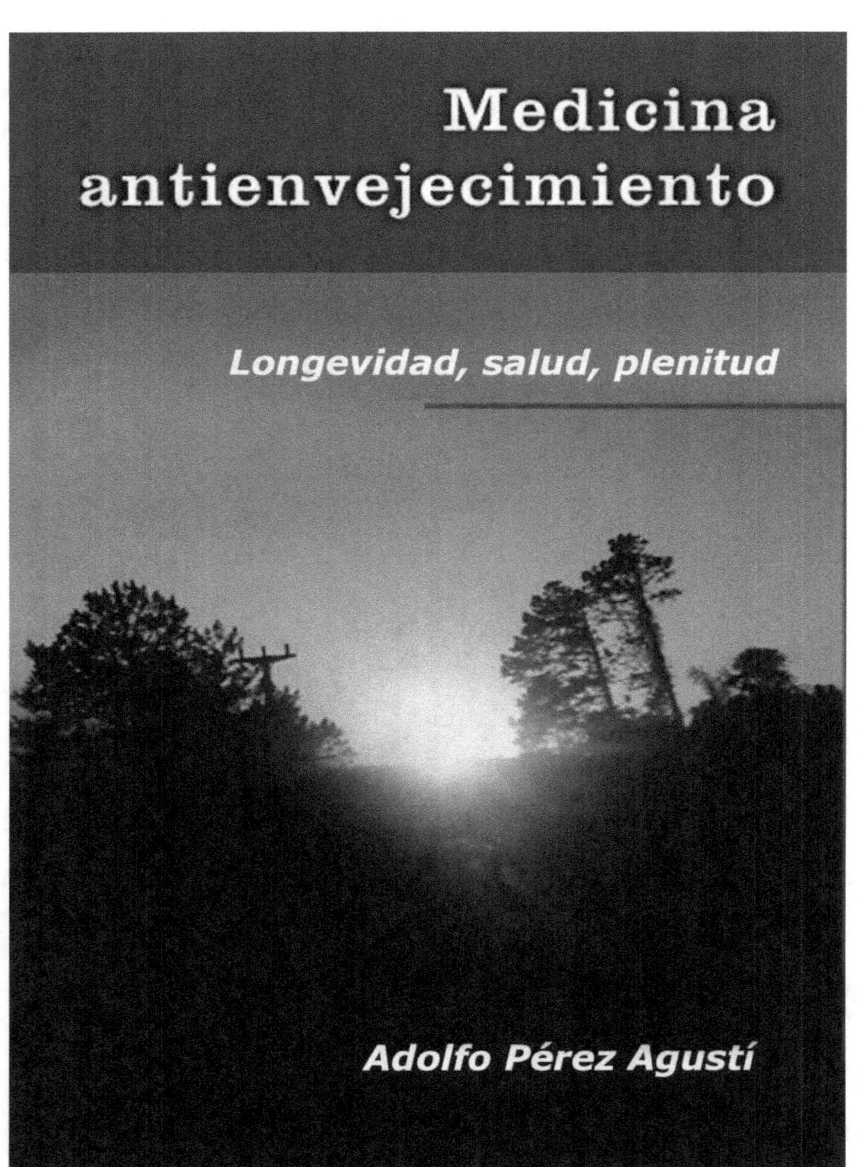

Medicina
antienvejecimiento

Longevidad, salud, plenitud

Adolfo Pérez Agustí

AFRODISIACOS
naturales

Adolfo Pérez Agustí

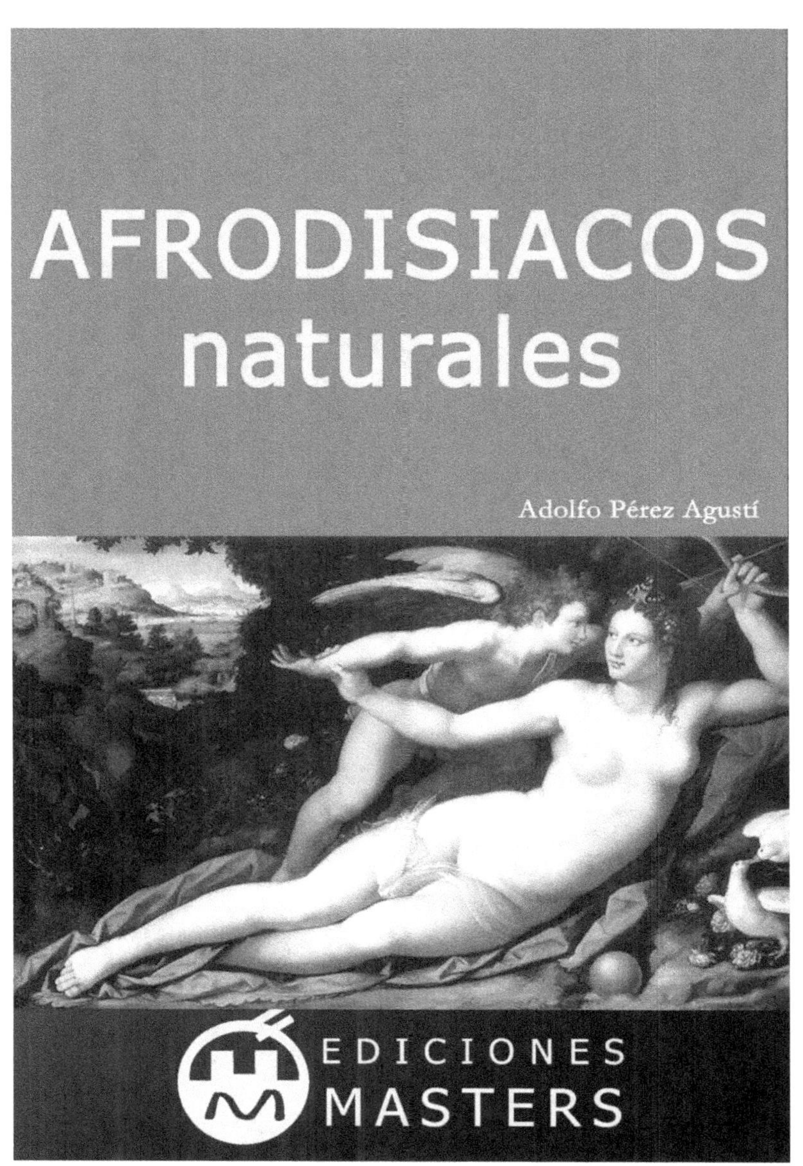

Adolfo Pérez Agustí

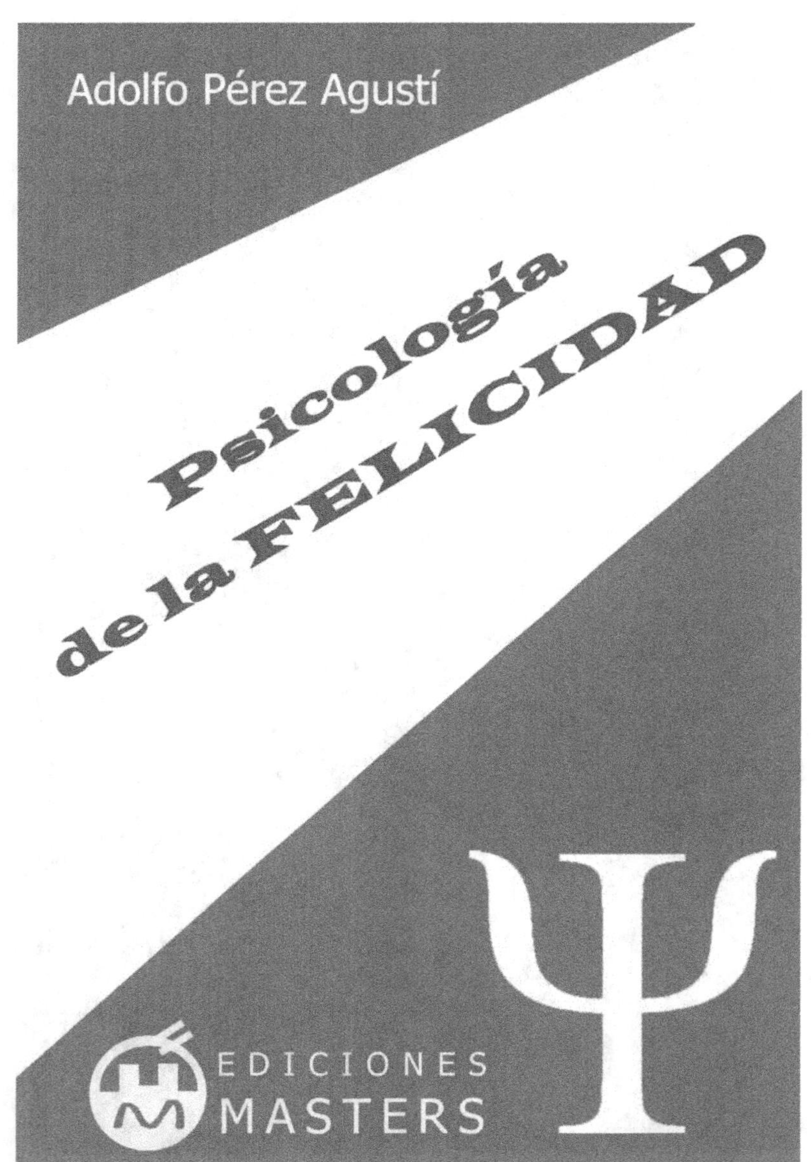

226

CONSTELACIONES FAMILIARES

TERAPIA DE LA RECONCILIACIÓN

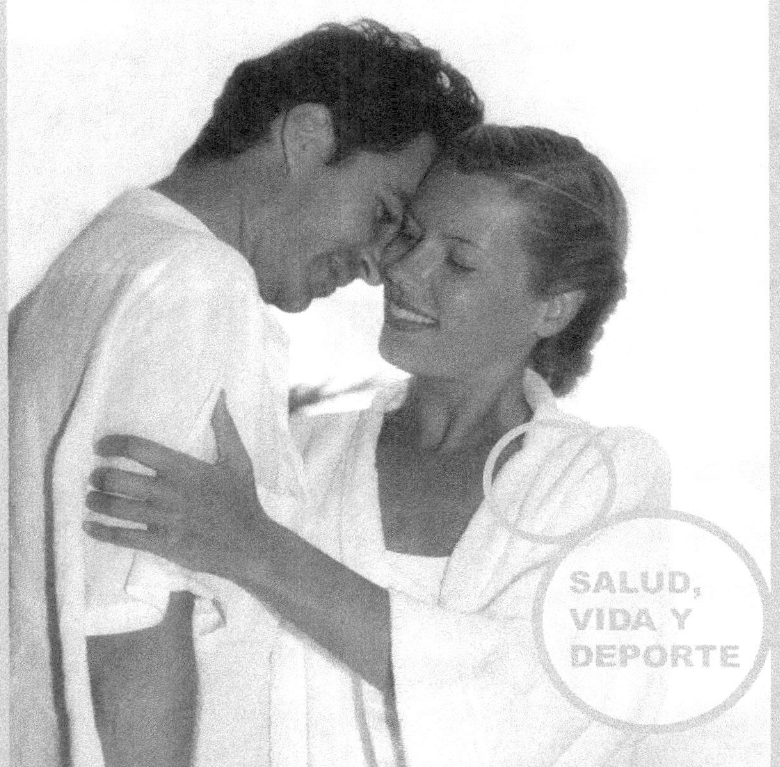

Adolfo Pérez Agustí

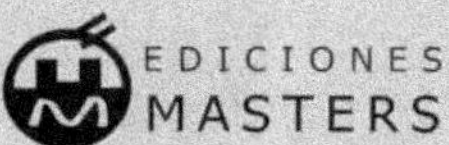

EDICIONES MASTERS

www.ingramcontent.com/pod-product-compliance
Lightning Source LLC
Chambersburg PA
CBHW061753250726
48657CB00001B/103